河南省护理学会组织编写

健康中国·**跟我学护理**·全媒体科普丛书

总主编 宋葆云 孙 花

U0194099

强筋健骨 自我养护

QIANGJIN JIANGU ZIWO YANGHU

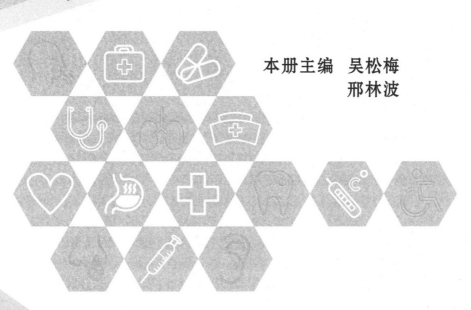

本册主编 吴松梅
邢林波

郑州大学出版社

郑 州

图书在版编目(CIP)数据

强筋健骨 自我养护/吴松梅,邢林波主编.—郑州:郑州大学出版社,2020.8(2022.2重印)

(健康中国·跟我学护理·全媒体科普丛书/宋葆云,孙花总主编)

ISBN 978-7-5645-7118-4

Ⅰ.①强… Ⅱ.①吴…②邢… Ⅲ.①骨疾病-预防(卫生)-问题解答 Ⅳ.①R681.01-44

中国版本图书馆 CIP 数据核字 (2020)第 128823 号

郑州大学出版社出版发行

郑州市大学路 40 号　　　　　　邮政编码:450052

出版人:孙保营　　　　　　　　发行电话:0371-66966070

全国新华书店经销

三河市鑫鑫科达彩色印刷包装有限公司印制

开本:710 mm×1 010 mm　1/16

印张:10

字数:191 千字

版次:2020 年 8 月第 1 版　　　　印次:2022 年 2 月第 2 次印刷

书号:ISBN 978-7-5645-7118-4　　定价:33.00 元

本书如有印装质量问题,请向本社调换

健康中国·跟我学护理·全媒体科普丛书

作者名单

丛书编写委员会

主　审　王　伟

主　编　宋葆云　孙　花

编　委　（以姓氏首字笔画为序）

　　　　于江琪　王云霞　王　伟　牛红艳
　　　　方慧玲　田　胜　兰云霞　兰　红
　　　　邢林波　成巧梅　刘延锦　刘　姝
　　　　孙　花　孙明明　孙淑玲　李秀霞
　　　　李拴荣　吴松梅　吴春华　宋葆云
　　　　张红梅　张林虹　张玲玲　周诗杨
　　　　姜会霞

本册编写委员会

主　编　吴松梅　邢林波

副主编　韩二环　李洛宜　杜贵鹃　宋晓征
　　　　司马海娟　任素婷

编　委　（按姓氏笔画排序）

　　　　王　巧　王　茜　水根会　田静娟
　　　　史晶晶　冯瑞平　刘红娟　刘桂凌
　　　　刘艳茹　刘晓燕　齐　然　关妙艳
　　　　许　文　孙爱松　苏春霞　杜旭航
　　　　李志红　李志恒　李　洋　杨　雪
　　　　吴春丽　何佳琪　邹吉峰　宋春利
　　　　张　帆　张甜甜　陈鲁玉　林继红
　　　　赵小菲　徐艳花　耿晓慧　贾春霞
　　　　姬永琴　程海霞

创作、协作单位

河南省洛阳正骨医院（河南省骨科医院）

河南省胸科医院

出版说明

　　健康是人的基本权力,是家庭幸福的基础,是社会和谐的象征,是国家文明的标志。党和国家把人民群众的健康放在优先发展的战略地位,提出"健康中国"战略目标,强调为人民群众提供公平可及的全方位、全周期的健康服务。开展健康科普,传播健康知识,不断提高人民群众的健康素养及防病能力,是时代赋予护理工作者义不容辞的职责。

　　这套科普丛书《跟我学护理》,以全生命周期为轴线,以专科护理为依托,以人体各相关系统的健康为分册,以常见病、多发病、慢性病预防及自我管理为重点,采用"一问一答"形式,全面科普了各专科心身疾病的预防知识、安全用药、紧急救护、康复锻炼、自我照顾等健康知识和护理知识。共有 16 个分册,3 000 多个护理问题,近 800 个微视频。

　　编撰本丛书的护理专家,大多数是临床经验丰富的护理部主任、三级医院的护士长、护理学科的带头人。我们衷心希望这些护理经验,能给广大读者带去更多的健康帮助和支持,也希望这套丛书能成为新入职护理人员、医护实习人员、基层医护人员开展健康科普的参考用书。

　　在此,特别致谢中华护理学会理事长吴欣娟教授为丛书作序,感谢丛书编写的护理专家及协作单位的护理同仁为此工程付出的辛苦努力!感谢河南省医学会秘书长王伟对丛书编审工作给予的大力支持和专业指导!

　　由于分册众多,工作量大,编者水平所限,书中错误在所难免,诚挚希望广大读者批评指正。

河南省护理学会健康教育专业委员会

2019 年 5 月

序

现代护理学赋予护士的根本任务是"促进健康,预防疾病,恢复健康,减轻痛苦"。通过护理干预手段将健康理念和健康知识普及更广泛的人群,促使人们自觉的采取有利于健康的行为,改善、维持和促进人类健康,是一代又一代护理人探索和努力的方向。

河南省护理学会组织百余名护理专家,深耕细作,历时2年,编写这套护理科普丛书《跟我学护理》。本套丛书共有16个分册,3 000多个护理问题,近800个微视频,全景式地解答了公众最为关心、最需要了解的健康问题和护理问题。丛书图文并茂,通俗易懂,采用接地气的"一问一答"方式为广大读者答疑解惑,悉心可触,匠心可叹。丛书融入了生动的微视频扫码收看讲解,可谓是一部可移动的"超级护理宝典",是全媒体时代创新传播的成功典范。

健康科普读物带给人们的不仅仅是健康的知识,更能让人们在阅读中潜移默化的建立起科学的健康行为方式,这是我们赋予健康科普书籍的最终意义。愿这套护理科普丛书的出版,能够为全国400万护理同仁开启健康科普和科普创作的新征程,不忘初心,不负使命,聚集力量,加速护理服务精准对接人民群众全生命周期的健康科普、疾病预防、慢病管理、老年养护等服务领域需求,让健康科普成为常态化的护理行动,使其在护理工作中落地生根,让护士真正成为健康科普及健康促进的倡导者和践行者,为中国梦和人类的健康做出新的贡献!

在此,我谨代表中华护理学会向参加丛书编写的护理专家团队及工作人员表示衷心的感谢!向河南省医学会秘书长王伟对丛书编审工作给予的大力支持和专业指导致以诚挚谢意!

中华护理学会理事长　吴欣娟

2019 年 5 月

前　言

伴随着我国急速到来的社会人口老龄化和生活方式的改变,骨及关节疾病的发病率也随之攀升。颈腰椎疾病已经成为全社会"低头族""电脑族""小车族"等伏案久坐学习工作者的多发病与常见病,骨质疏松及膝关节疾病成为严重影响中老年人群健康和生活质量的社会公共问题。为满足人民群众日益增长的健康需求,普及骨与关节健康知识,促进骨关节疾病的早期预防、早期治疗、早期康复,我们编写了这本科普书《强筋健骨 自我养护》。

本书内容包括骨与关节的一般知识,颈椎、腰椎等脊柱相关疾病的预防与康复,肩、髋、膝、踝等关节相关疾病的预防和康复,其他骨病如风湿病、骨质疏松症、骨髓炎等的护理与康复,常用骨科器具如轮椅、拐杖的使用注意事项等内容。重点介绍了疾病的主要治疗方法及预防措施,帮助读者掌握骨科健康知识,提高防病、治病和康复能力,增强身体素质,改善生活质量。

本书采用一问一答的形式为读者答疑解惑,通俗易懂,并配有生动有趣的视频讲解,阅读便捷,易于掌握。

编者

2020 年 6 月

目　录

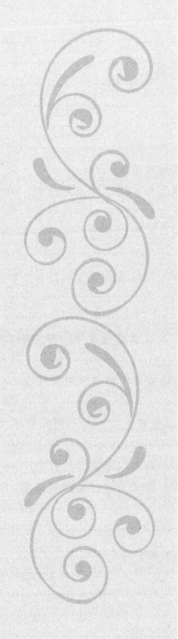

3

一、骨科护理常识

(一)了解骨及关节

1. 骨对身体有何作用?

从清晨到黄昏,我们的一举一动,包括坐起、行走、负重、进食,甚至奔跑、游泳、舞蹈,都离不开"骨骼君"的作用。"骨骼君"作为身体的重要部分发挥着至关重要的作用,与我们的生命活动息息相关,那么,"骨骼君"有哪些作用呢?

(1)支持作用:人体不同的骨骼通过关节、肌肉、韧带等组织连成一个整体,对身体起支撑作用。假如人类没有骨骼,那只能是瘫在地上的一堆软组织,不可能站立,更不可能行走。

(2)保护作用:人类的骨骼如同一个人框架,保护着人体重要的脏器,使其尽可能地避免外力的"干扰"和损伤。例如颅骨保护着大脑组织,脊柱和肋骨保护着心脏、肺,骨盆骨骼保护着膀胱、子宫等。没有骨骼的保护,外来的冲击、打击很容易使内脏器官受损伤。

(3)运动功能:骨骼与肌肉、肌腱、韧带等组织协同,共同完成人的运动功能。骨骼提供运动必需的支撑,肌肉、肌腱提供运动的动力,韧带的作用是保持骨骼的稳定性,使运动得以连续地进行下去。所以说,骨骼是运动的基础。

(4)代谢功能:骨骼与人体的代谢关系十分密切。骨骼中含有大量的钙、磷及其他有机物和无机物,是体内无机盐代谢的参与者和调节者。骨骼还参与人体内分泌的调节,影响体内激素的分泌和代谢。骨骼还与体内电解质平衡有关。

(5)造血功能:骨骼的造血功能主要表现在人的幼年时期,骨髓腔内含有大量的造血细胞,这些细胞参与血液的形成。人到成年后,部分松质骨内仍存在具有造血功能的红骨髓。

由此可见,骨骼对人体活动与健康发挥着至关重要的多重作用。拥有健康的骨骼,我们才可能拥有美好的未来。让我们认识骨骼,努力维持骨骼的强壮,重视骨科疾病的防治,为美好的未来而加油。

2. 人体有多少块骨头?

如果把人体比喻成一座巨大的建筑物,那么身体的骨骼就是这座建筑物的"钢筋框架"结构。它支撑着身体,使人直立挺拔,行走自如。人体的骨骼由 206 块骨头构成,分颅骨、躯干骨和四肢骨 3 个部分。

(1)颅骨:由 29 块骨头组成,保护着脑,颅骨骨折后,常伴有脑组织损伤,导致意识、瞳孔的异常变化,引起头痛、恶心、呕吐等颅内压增高的临床症状,需要立即去医院就诊。

(2)躯干骨:由 51 块骨头组成,其中的胸椎、胸骨和肋骨组成胸廓,保护里面的心脏和肺免受挤压,胃、肠、肝、脾和肾等脏器在腹腔内。脊柱骨折伤及马尾神经和(或)脊髓后,常引起大小便功能异常,双上肢及双下肢感觉、运动异常。肋骨骨折严重时会引胸腔内脏器损伤,引起呼吸功能异常,甚至会危及生命,需立即到医院就诊。

(3)四肢骨:由 126 块骨头组成,分为 64 块上肢骨和 62 块下肢骨。上肢骨包括锁骨、肩胛骨、肱骨、尺骨、桡骨、腕骨、掌骨和指骨。下肢骨包括髋骨(幼年时髋骨由髂骨、坐骨和耻骨 3 部分通过软骨连接而成,成年后通过骨性结合而成为一块骨)、股骨、髌骨、胫骨、腓骨和足骨(跗骨、跖骨、趾骨)。四肢骨受伤会引起局部的肿痛、畸形、活动受限等症状。

每块骨均为一个器官,具有一定的形态结构和血管、神经的供应,能不断进行新陈代谢,并具有修复和改建的能力,经常锻炼可促进骨骼的良好发育和结实粗壮。

3. 骨是由什么构成的?

了解骨头的形态和组织结构,更利于大家在日常生活中学会怎样保护骨头。

骨由于功能不同而具有不同的形态,基本上可以分为 4 类:长骨、短骨、扁骨及不规则骨。

(1)长骨:呈长管状,分布于四周,在运动中起杠杆作用,长骨有一体和两端,体又名骨干,骨质致密,骨干内的空腔为髓腔,内含骨髓。端又名骺,往往膨大并具有光滑的关节面,由关节软骨覆盖。

(2)短骨:一般呈立方形,多位于既承重又要进行复杂运动的部位,如腕骨和跗骨。

(3)扁骨:呈板状,分布于头胸处,常构成骨性腔的壁,对腔内器官有保护作用,如颅盖骨保护脑,胸骨和肋骨保护心肺等。

(4)不规则骨:形态不规则,如椎骨。有些不规则骨,内有含气的腔,称为含气骨,如位于鼻腔周围的上颌骨,发音时能起共鸣作用。

　　每块骨都由骨质、骨膜、骨髓等构成,并有神经和血管分布。

　　骨质是骨的主要成分,分为骨松质和骨密质。骨松质有许多片状的骨小梁交织成网,呈海绵状,分布于长骨骺及其他类型骨的内部。骨密质致密坚硬,抗压、抗扭曲力强,构成长骨干以及其他类型骨和长骨骺的外层。

　　骨膜是由致密结缔组织构成的膜,包裹除关节面以外的整个骨面。骨膜内含有丰富的神经和血管,故感觉敏锐,并对骨的营养和生长有重要作用。

　　骨髓为柔软而富有血液的组织,充填于长骨骨髓腔棘骨松质腔隙内。

　　成人的骨,有 1/3 的有机质(主要是骨胶原蛋白)和 2/3 的无机质(主要是无机盐),有机质使骨具有韧性和弹性,无机质使骨具有硬度和脆性(图 1,图 2)。骨的最大特点是细胞基质具有大量的钙盐沉积,成为很坚硬的组织,构成身体的骨骼系统。

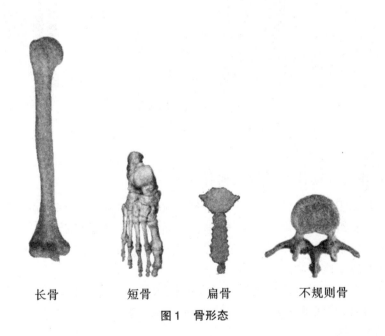

| 长骨 | 短骨 | 扁骨 | 不规则骨 |

图1　骨形态

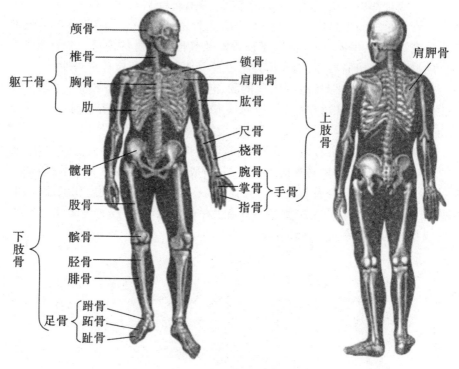

颅骨
椎骨
躯干骨 { 胸骨
肋
锁骨
肩胛骨
肱骨
尺骨
桡骨
腕骨
掌骨 } 手骨
指骨
上肢骨
肩胛骨
髋骨
股骨
下肢骨
髌骨
胫骨
腓骨
跗骨
足骨 { 跖骨
趾骨

图2 人体骨骼构成图

4. 什么是软骨？软骨有何作用？

软骨组织是由胶原组织、少许细胞及 60% ~ 80% 的水分等成分所构成，成人的软骨组织中并没有血管或神经,因此软骨组织受伤后自行修补的能力有限。每根骨的末端,都有一层软骨组织包裹着。这些软骨组织可使骨骼之间避免摩擦及冲击。

软骨由软骨组织及其周围的软骨膜构成。软骨组织由软骨细胞、基质及纤维构成。根据软骨组织所含纤维的不同,可将软骨分为透明软骨、纤维软骨和弹性软骨 3 种。

(1) 透明软骨:分布较广,成人的关节软骨、肋软骨及呼吸道的一些软骨均属这种软骨。新鲜时呈半透明状,较脆,易折断。位于关节内的软骨,其主要作用是增加关节的灵活性,将作用于关节的力量均匀分布,保护关节不易损伤。在工作和剧烈运动之前先活动一下关节,使关节充分润滑,能增加关节的灵活性,防止关节软骨损伤。

(2) 纤维软骨:分布于椎间盘、关节盘等处,就是我们平时常说的颈腰椎及胸椎椎间盘的构成。

（3）弹性软骨：弹性软骨分布于耳郭及会厌等处。结构类似透明软骨，这种软骨具有良好的弹性。

5.骨髓是何物？有什么作用？

骨髓是骨髓腔内的一种物质，存在于长骨（肱骨、股骨）的骨髓腔和扁平骨（如髂骨）的稀松骨质间的网眼中，是一种海绵状组织，主要功能是造血，是一种免疫器官，是各种软组织和免疫细胞的来源，维持机体生命和免疫能力，是人体血液新陈代谢过程中的主要运行者。

骨髓分为红骨髓和黄骨髓。红骨髓能制造红细胞、血小板和各种白细胞。胎儿和幼儿的骨髓均为红骨髓，5 岁以后，长骨骨干内的红骨髓逐渐被脂肪组织代替，呈黄色，称黄骨髓。此种变化可能是由于成人不需要全部骨髓腔造血，部分骨髓腔造血已经足够补充所需血细胞。当机体严重缺血时，部分黄骨髓可被红骨髓替代，骨髓的造血能力显著提高。黄骨髓主要是脂肪组织，当人体贫血时，它可以转化为红骨髓，恢复造血功能。

骨髓的造血功能极强，骨髓最高的造血能力可达到正常造血情况的 9 倍，如果只保留骨髓的 1/10，就能完成正常的造血功能，所以少量骨髓捐献对身体没有什么影响。人体的造血组织有很强的代偿功能，当抽取部分骨髓后，造血干细胞会很快增殖，在 1~2 周内完全恢复原来的水平。因此，捐献者不仅不会影响自身的造血功能，反而使自身的造血系统得到了锻炼，更具备了生命的活力。

6.什么是骨龄？骨龄对身高有何意义？

骨龄是骨骼年龄的简称，是由儿童的骨骼钙化程度所决定的。因为骨龄能较精确的反映人各年龄阶段的发育水平，所以它在确定发育年龄中的应用最为广泛。一般需要借助于骨骼在 X 射线摄像中的特定图像来确定。通常要拍摄手腕部位的 X 射线，医生通过 X 射线观察掌指骨、腕骨及桡尺骨下端的骨化中心的发育程度，来确定骨龄。

一个人的身高是骨骼决定的，骨骼生长发育得好，身材便高大；骨骼的生长发育出毛病，会导致生长障碍，身材便矮小。在骨骼系统中，与人的身高关系最大的是下肢长骨和椎骨，尤以下肢长骨更为重要。肢长骨主要由骨干、骨骺和干骺端等部位组成。骨干和干骺端中间有一层软骨，称骨骺板（或叫软骨板）。骨骺由软骨组成，其中心部分最先骨化，称骨化中心。在孩子整个生长发育过程中，骨的生长不断在长骨两端骨骺的骨化中心和软骨板内进行，从而使骨的长度逐渐增长，身高也随着增长。到了青春后期 17~20 岁，软骨板和骨骺逐渐开始融合，骨骼生长随之开始减慢。直至软骨板与骨骺完全融合在一起,长骨的生长就停了,身高便不再增长。由此可见,人的身高、骨的增长与长骨端的骨骺和软骨板的关系最为密切。

先天性疾病、严重的营养不良、严重的维生素 D 缺乏、干骺端发育不良及软骨发育不全等多种骨代谢疾病,均可妨碍骨骼的生长和长骨端的发育,都会引起儿童骨生长障碍,最终出现身材矮小。对骨代谢疾病应积极进行防治,以杜绝矮身材的发生。尤其在内分泌疾病、发育障碍、营养障碍、遗传性疾病及代谢性疾病的分析与诊断方面,骨龄更具重要作用。判断骨龄主要利用 X 射线摄片。一般以手腕部最为理想。这里集中了大量的长骨、短骨和圆骨,集中反映了全身骨骼生长和成熟的状况,而且方法简便,对人体的损害也最小。有时根据需要,可对肘、膝、踝、头颅进行 X 射线摄片,以进一步判断骨龄与分辨疾病。另外,骨龄在矮身材疾病的诊断、鉴别诊断和疗效观察中有着重要作用,也指导着医生怎样用药,如何治疗。

7. 骨与骨是怎样连接在一起的?

了解骨与骨之间的组织结构,可以注重日常防护,保持骨与关节功能。骨与骨之间借纤维组织、软骨或骨相连,称为骨连结。根据连结形式可分为直接连接和间接连接。直接连接多位于颅骨及躯干骨之间;间接连接多见于四肢骨之间,以适应人体的活动。

直接连结分为韧带连结(两骨之间靠结缔组织直接连结)、软骨连结(相邻两骨之间以软骨相连接)和骨性结合(由软骨结合经骨化演变而成,完全不能活动,如 5 块骶椎以骨结合融为一块骶骨)。其间无间隙,不能活动或仅有轻微的活动。

间接连结又称关节,是两骨之间借膜性囊相互连接,其间具有腔隙及滑液,有较大的活动性。如上肢的肩关节、肘关节,下肢的髋关节、膝关节等。

在日常生活、工作、锻炼中,要注意力量适当,关节活动不宜过大,不宜过度疲劳,避免风寒,注意保暖。

8. 什么是韧带? 韧带和肌腱有何区别?

多数人不知道肌腱和韧带到底有什么样的区别,韧带是连接骨头与骨头的坚韧结构,韧带多呈膜状、扁带状或束状,由致密结缔组织构成。肉眼观呈白色,有光泽,附着于骨的地方与骨膜编织在一起,很难剥除,有的韧带由弹性结缔组织构成,肉眼观呈淡黄色,称为黄韧带(如项韧带)。韧带两边都是骨头,主要是附着于骨骼的可活动部分,限制其活动范围,韧带可弯曲,一般的韧带连接允许两骨间有极微的动度。

而肌腱,顾名思义,就是肌肉两端的腱性组织,如小腿后面的跟腱、大腿前面的股四头肌腱、上臂前面的肱二头肌腱等,是肌肉附着于骨头上的坚韧结构,一端是骨头,另一端是肌肉,由致密结缔组织构成,色白较硬,没有收缩能力;韧带和肌肉组合在一起,就可以产生伸长和缩短。

韧带主要连接的是骨与骨,肌腱主要连接的是骨与肌肉。韧带与肌腱在形态结构上最大的差别就是没有肌肉,很多都是片状或者绳索样的,其整体长度通常是基本固定的。肌腱和韧带有个很重要的共同特点,就是两端基本上都是与骨头连接,都起到牵引以及稳定的作用。韧带可以伸缩,肌腱不能伸缩,所以就产生了2种不同的作用:肌腱和肌肉在一起,可以使关节产生伸屈活动,我们才能干活、运动;韧带主要是维持关节的稳定性,就像一根拧成几股的绳子,又结实,又稍微有一点点弹性,将关节两端的骨头拴在一起。

肌腱损伤和韧带损伤不是一回事。韧带与肌腱两者结构和作用不同,当然损伤后表现就不同:肌腱损伤后,就会使关节活动功能变差,例如跟腱断裂后,脚后跟就不能提起来了(医学上称之为踝关节跖屈功能受限);而韧带损伤后,关节就会产生不稳定的感觉,例如膝关节前交叉韧带损伤断裂后,就会造成运动时反复扭伤。因此,在日常生活中,一定要做好防护,一旦韧带、肌腱有损伤,要及时请医生查看,做好固定、制动、冷敷等,并要在医生指导下定期复查。

9. 人体脊柱由什么构成? 有何特点(生理弯曲)?

脊柱上端承托颅骨,下联髋骨,中附肋骨,并作为胸廓、腹腔和盆腔的后壁。脊柱具有支持躯干、保护内脏、保护脊髓和进行运动的功能,由7块颈椎、12块胸椎、5块腰椎、1块骶骨和1块尾骨借韧带、椎骨关节及椎间盘连接而成,它其实是一个骨性的链条,里面是个空心的,构成一个管腔,我们称之为椎管。椎管内容纳脊髓。

在正常情况下,脊柱有4个弯曲,从侧面看呈S形,即颈椎前凸、胸椎后凸、腰椎前凸和骶椎后凸。这些弯曲增加了脊柱的弹性,起缓冲作用。

脊柱分颈、胸、腰、骶及尾5段,上部长,能活动,好似支架,悬挂着胸壁和腹壁;下部短,比较固定。身体的重量和所受的振荡即由此传达至下肢。

脊柱由脊椎骨及椎间盘构成,脊柱的长度,3/4是由椎体构成,1/4由椎间盘构成,周围由坚韧的韧带相连接。每个椎骨关节活动很小,但如全部一起活动,范围就增加了很多。随着身体的运动载荷变化,脊柱的形状可有相当大的改变。

10. 什么是椎间盘? 有何作用?

椎间盘位于2个椎体之间,是一个具有流体力学特性的结构,由髓核、纤维环和软骨板3部分构成,其中髓核为中央部分,纤维环为周围部分,包绕髓核,软骨板为上、下 2 部分,直接与椎体骨组织相连,存在于颈椎、胸椎、腰椎、椎体之间。

成年人共有 23 个椎间盘(第 1~2 颈椎之间无椎间盘),其中胸部的椎间盘最薄,约 2 毫米;腰部的椎间盘最厚,约 10 毫米。纤维环由多层交错排列的纤维软骨环组成,牢固地将椎体连接在一起,具有较大的弹性和坚韧性,除承受压力之外,还可防止髓核溢出。髓核为白色胶状物质,富有弹性。当髓核受重力作用时便向四周扩展,并挤压纤维环向周围延伸和膨胀。

椎间盘的主要作用有以下几种:

(1)保持脊柱的高度,随着椎体的发育,椎间盘亦增长,以此增加脊柱的长度,整个椎间盘的高度约占脊柱长度的 1/5。

(2)连接椎间盘上下两椎体,并使椎体间有一个定活动度。在生物力学上构成运动单位或三关节复合体的组成部分。

(3)使椎体表面承受相同的力,即使椎体间仍有一定的倾斜度,但通过髓核半液状的成分可使整个椎间盘承受相同的应力。

(4)由于弹性结构,使由高处坠落或肩背部突然负荷时,能够起到缓冲的作用。

(5)维持相邻关节突一定的距离和高度,保持椎间孔的大小,正常情况下,椎间孔的大小是神经根直径的 3~10 倍。

(6)维持脊柱的生理曲度,不同部位的椎间盘厚度不一,在同一椎间盘的厚度亦前后不同,在腰椎间盘最为明显。颈椎和腰椎间盘前厚后薄,使颈椎、腰椎出现生理前突。

11. 什么是椎间孔? 椎孔里有什么?

椎间孔是由椎骨的椎下切迹和下一块椎骨的椎上切迹构成,提供神经和血管进入脊柱的孔洞,是节段性脊神经出椎管及供应椎管内软组织和骨结构血运的血管及神经分支进入椎管的门户,是脊神经根离开脊髓通过的孔道,其上、下壁是椎弓根的切迹;前方为椎体外侧缘、椎间盘和后纵韧带,后方为小关节的关节囊及部分黄韧带。神经通过椎间孔的管道中,被一些蜂窝组织和小血管所包绕。神经根自离开硬膜囊到出椎间孔的一段路程的总称为神经根管。它的外侧份为椎间孔,内侧份为侧隐窝。侧隐窝的前壁是椎体和纤维环的后外侧,外壁为弓根内侧面,内侧为硬膜外脂肪及马尾神经囊,后壁为上关节突和黄韧带的侧份。侧隐窝向外下续为椎间孔。椎管狭窄一般分为先天(原发)、后天(继发)2 种因素所造成,实际上这 2 种因素是相互联系、相互影响的。

12.什么是关节？人体有多少个关节？

关节是人体骨与骨连接的部分,是框架的连接处,运动的枢纽。关节包括主要结构和辅助结构。主要结构包括关节面、关节囊、关节腔,这些结构为每个关节必有的基本结构。辅助结构是为适应某些关节的特殊功能的,包括韧带、关节盘和关节唇。人体有200多个关节,按部位连接较大的关节分类如下。

(1)躯干骨的连接:①椎骨间的连接,相邻椎骨之间借椎间盘、韧带和关节相连接。包括关节突关节、腰骶关节、寰枕关节、寰枢关节、钩椎关节。②胸廓由胸椎、胸骨、肋骨借关节和韧带连接而成,包括肋头关节、肋横突关节、胸肋关节。

(2)上肢骨的连接:①上肢带连接包括胸锁关节和肩锁关节。②自由上肢连接:如肩关节和肘关节(肱尺关节、肱桡关节、桡尺近侧关节/桡尺远侧关节)、手关节(腕关节、腕骨间关节、腕掌关节、掌骨间关节、掌指关节和指骨间关节)。

(3)下肢骨的连接:①下肢带连接如骶髂关节、耻骨联合、骨盆(由骶骨、尾骨及左右髋骨借关节和韧带连接而成)。②自由下肢连接如髋关节(由股骨头和髋臼构成)、膝关节(由股骨内外侧髁、胫骨内外侧髁及髌骨构成)、足关节(踝关节、跗骨间关节、跗跖关节、跖骨间关节、跖趾关节和趾骨间关节)。

(4)颅骨的连接:多借缝或软骨相互连接,舌骨借韧带和肌肉与颅底相连,只有下颌骨和颞骨之间构成颞下颌关节。

13.关节分为哪几类？

人体骨与关节的作用

根据连接组织的性质和活动情况,可将关节分为不动关节、半关节和动关节3类。

(1)不动关节:两骨之间以结缔组织相连接,中间没有任何缝隙,又叫无腔隙连接。如前臂骨、小腿骨之间的韧带联合,椎骨之间的软骨结合以及坐骨、耻骨之间的骨性结合等。

(2)半关节:是动关节和不动关节之间的过渡连接方式。其特点是两骨之间以软骨组织直接相连接,软骨内有呈裂缝状的腔隙,活动范围很小,如耻骨联合。

(3)动关节:相邻骨之间的连结组织中有腔隙的连接,又叫有腔隙骨连结,通常称关节。人体绝大部分骨连接属于此种类型,共有200多个,如肩关节、肘关节、腕关节、髋关节、膝关节、踝关节等。它们是骨转动的枢纽(即支点或支轴)。

14. 关节由什么构成的?

关节是骨与骨间接连接的一种形式。关节由 2 块或 2 块以上的骨构成,基本结构有关节面、关节囊和关节腔(图 3)。关节面是组成关节的相邻两骨的接触面,一凸一凹,表面覆有一层关节软骨,有减少摩擦和缓冲撞压的作用。关节囊是附着在关节面周围及其附近骨面上的结缔组织囊,关节囊围成的密闭空腔叫关节腔,内有少量滑液。除了这些基本结构,有的关节还有韧带、关节内软骨、关节盂缘、滑液囊等辅助结构。关节的各种结构使关节既具有牢固性、稳定性,又具有灵活性。关节能做屈伸、内收外展和旋转等几种形式的运动。根据关节运动轴的多少和关节面的形态,可将关节分为单轴关节、双轴关节、多轴关节等各种类型。

关节有灵活性和稳定性,从下至上基本遵循以下规律:踝关节——灵活性,膝关节——稳定性,髋关节——灵活性,腰椎——稳定性,颈椎、肩关节——灵活性。违反了这样的规律,关节相应的灵活性和稳定性降低就会造成身体不平衡、邻近关节出现代偿,比如髋关节不灵活可能会引起腰椎不稳定。

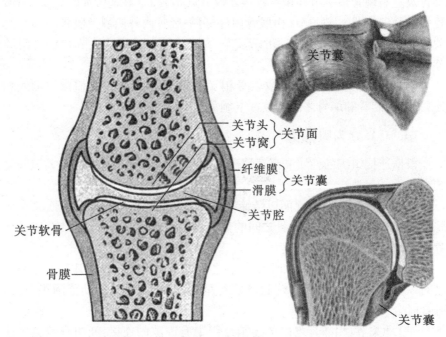

图 3　关节构造

15.关节是怎样运动的?

关节在肌肉的牵引下,可作各种运动。运动形式有:屈是相连两骨之间的角度减小,伸是角度增大;内收是肢体向正中矢状面靠拢,外展是离开正中矢状面;旋转是骨绕本身的纵轴(垂直轴)转动,如肢体的前面转向内侧是旋内,肢体的前面转向外侧是旋外;屈、伸、内收、外展的复合运动即是环转,这时骨近端在原位转动,远端做圆周运动,全骨运动面呈圆锥形。

关节的运动形式与关节的形态结构有关。每一种运动都是假设围绕某个运动轴在一定的基本平面进行的。关节的运动有下列几种形式:屈伸、外展与内收、回旋和环转。

屈伸:运动环节轴运动,向前运动为屈,向后运动为伸,但膝关节与踝关节则相反。

外展与内收:环节端远离正中面为外展,靠近正中面为内收,如肩关节、肘关节。

回旋(旋转):运动环节在水平面内,绕其本身垂直轴旋转,由前向内的旋转为内旋或旋前,由前向外的旋转称外旋或旋后,如肩关节、髋关节。

环转:运动环节绕冠状轴、矢状轴、垂直轴和它们之间的中间轴做连续的运动;运动环节的上端在原位活动,下端做圆周运动。凡具有冠状轴和矢状轴的关节,均可做环转运动,如髋关节、膝关节。

关节的运动范围,不宜过大,超出正常的运动范围,容易引起脱位及关节周围韧带损伤,因此,要注意运动适度,防止损伤。

16.关节弹响是怎么回事?

关节总是"啪啪啪"地响,到底是为什么呢?很多人都经历过,且不免担心是不是自己的关节出了什么问题。还有些人爱扳手指玩,"喀喀喀""啪啪啪"的,到底关节这种"啪啪"响是什么原因呢?关节弹响是人体的关节在运动时发出的响声。关节弹响可以分为生理性和病理性两大类。

(1)生理性关节弹响:是来自关节腔内的清脆、单一、无痛的爆裂样音响。

(2)病理性关节弹响:是由于关节的损伤、疾病或结构的变异,致使滑膜粗糙,关节囊、韧带松弛,肌腱增生或腱鞘狭窄,关节盘破裂,关节软骨脱落等,在运动时就会因上述组织的摩擦而产生弹响。它可根据不同的病因和病理分为骨原性、滑膜原性、肌腱原性等多种,其响声可以是清脆的、沉闷的或磨砂样的,多数伴有疼痛或不适感,并且都是可以连续发生的。

正常成人的关节在处于一定时间的静止状态后,如果受到突然的牵拉或屈伸,常会发出清脆的爆裂样音响。例如,当人体静止一段时间后突然挺胸、耸肩、张口、伸屈四肢、扭转或伸屈躯干时,四肢、颞颌、脊椎关节常"啪啪"作响,这种弹响更可故意产生,例如在压折手指时。推拿医生们可用特殊的手法使胸锁、肘、腕、掌、指、膝、踝、跖、趾及颈、胸、腰椎等关节发生弹响,以起到松筋、活络、解痉、减压等治疗作用。但是,如果企图使弹响紧接着重复发生则是不可能的,必须使关节静止一定的时间后才会重新发生。脊椎的关节弹响之所以可以连续发生好几次,是因为脊椎是由多个关节构成的,其中每一个关节只能响一次。这就是生理性关节弹响。

这种弹响常见于关节发育的成熟期,幼年不发生,少儿期少见或弹响声较为顿弱,中青年期多见,老年则逐渐减少。

一般来说,如果弹响发生时,没有伴随着疼痛、酸困等症状发生,就不用过于担心,但是如果是造成不适的弹响,建议大家重视起来,及时去医院检查一下。

17. 生活中如何保护关节减轻损伤和退化?

学会保护关节是对于现在和以后的健康状况都很必要的,关节是很脆弱的,关节衰老也是一个人衰老的第一征兆。一旦关节衰老,就要开始漫长的慢性疼痛。趁年轻采取多种措施减少对关节的损害,保护关节有利于防止骨关节磨损。身体大关节的具体保护和锻炼方法如下。

(1)髋关节:走路或站立时,腿部分担髋部以下重量,而髋关节则承受着整个上身的重量。因此,它是所有承重关节中活动幅度最大,也是磨损最厉害的。一般到 45 岁以上,男女都会不同程度地出现髋关节问题。要保护好髋关节,增强它周边的肌肉、韧带和肌腱力量非常重要。平时应多练练瑜伽、普拉提、游泳和骑车,这些都属于冲击性不大的活动。如果坚持跑步,一定要充分热身,让关节变软后,再开始锻炼。运动时最好选橡胶底等弹性较好的鞋,它比皮底鞋减震效果更好,有利于保护髋关节。日常生活中,每天向后甩腿 10 次,或者经常左右摇摆,可以锻炼髋关节。

(2)膝关节:在全身关节中,膝关节是第二易磨损的。要护好膝关节,必须让自己的双腿肌肉更强健,如果腿部肌肉没力气,跑步或走路时,膝关节就会反复受到冲击,导致软骨磨损。有些人平时不爱运动,偶尔在家跳跳健身操,但又缺乏热身,容易因动作过猛、急速扭转等造成膝关节损伤。肥胖是膝关节损伤的另一个重要原因,体重每增加 1 磅(约 454 克),跑步或跳跃时对膝关节造成的压力就会增加 10 倍。平时应多做抬腿绷腿运动,有助增强大腿肌肉,提高膝关节的稳定性。

(3)颈部关节:点头和摇头时,经常会用到我们的颈关节。颈椎很灵活,可一旦受损伤,就会变得非常僵硬。看手机和电脑等都会让你的身体向前弯曲,容易给椎间盘和颈部肌肉造成压力,进而加重颈椎关节僵硬,所以最好不要长时间低着头,要经常变换颈部的动作,如仰头缩脖看天,左右侧向肩部下压等,这样有利于锻炼颈关节。

(4)踝关节:走路或跑步时,踝关节最先受到冲击。爱穿平底鞋的女性,很容易得踝关节炎。此外,弓形足和扁平足的人,每走一步,踝关节的压力都会随之增大。据调查,扁平足患者中,近1/10的人都有踝关节炎。35~45岁,是它的发病高峰期。为保护踝关节,鞋跟高度最好控制在2~4厘米内,尽量不要穿过平的平底鞋和人字拖。在日常生活中,可采取以下方法锻炼踝关节:保持坐姿,脚尖上下运动10次,然后再分别沿顺时针和逆时针方向转动脚尖,早晚各1次。

(5)肩关节:肩关节是全身比较轻松的一个关节,因为肩膀平时不承受任何重量,所以肩关节磨损概率较小,只在常提重物的中年男性中较为普遍。其实,对于肩关节来说,最大的危险是运动不够。由于软组织没有活动开,很多人会觉得肩膀疼痛。当肩关节出现问题时,起初的症状为洗头等动作困难,然后是肩膀僵硬。在日常生活中,双手举过头顶拉伸,可提高肩部灵活度;走路时摆臂也有很大帮助。为防止弓腰驼背增加肩关节磨损,每天可将肩部大幅度向后转动10次。

(6)肘关节:举重物会导致肘关节损伤,同时做伸臂和旋转的动作,也会拉伤肘关节附近的韧带。此外,很多人都知道"网球肘"或"高尔夫肘",这是反复用力做肘部运动造成的。因此,抓东西时最好将把手换成大号的,这样就不会太费劲。使用电脑时,鼠标最好离身体近点,以免拉伸肘关节韧带。每天弯曲伸直手臂10次,可以让肌腱和韧带保持柔软。

(7)腕关节和手关节:手指的关节比腕关节更容易发生磨损,尤其是那些长时间做手工活、玩手机的人,发病率非常高,常常会觉得大拇指根部疼痛。日常生活中,最好不要让手长时间保持同一姿势,经常做做抓握动作,或者一只手握拳,另一只手抱住拳头,左、右、上、下活动手腕。活动越多样化,对腕关节和手关节越有利。

18. 婴幼儿的骨和关节有什么特点?

婴幼儿骨骼和关节发育不成熟,和成人相比有其特性,了解婴幼儿骨骼和关节的特点,能更好地保护其成长,防止相关疾病的发生。

(1)婴幼儿骨骼的特点:婴幼儿的骨骼含蛋白质多、钙磷少,所以柔软、弹性大、硬度小、可塑性强、受压容易变形弯曲。因此,看护婴幼儿或给其做某些治疗时,应避免肢体受压,注意观察肢体情况,防止损伤。

(2)婴幼儿关节的特点:婴幼儿关节附近的韧带较松、关节窝较浅,过度牵拉的情况下,容易脱臼。婴幼儿较为常见的脱臼是桡骨小头半脱位,常由于家长用力牵拉婴幼儿胳膊所致，以 2~3 岁幼儿发病率最高，男孩比女孩多见。在牵拉婴幼儿胳膊时，不宜用力，尽量托或抱，以免造成习惯性脱臼。当婴幼儿因牵拉胳膊致哭闹、胳膊不能伸直、不敢屈肘、不肯举起和活动患肢时应及时到医院就诊。

19. 老年人骨和关节有何特点？老年人如何养护关节？

人到二十多岁以后，脑垂体分泌生长激素减少，身体停止生长，人体的所有器官都进入一个维持期，并开始走向老化；体内的软骨细胞也从活跃期进入维持期，进而慢慢老化。成年后随着年龄增大，骨密质逐渐变薄，骨松质的骨小梁逐渐变细减少，逐渐形成骨质疏松。骨质疏松能引起局部疼痛，严重骨质疏松者，轻微外力就能引起骨折，给患者造成极大痛苦。因此，要注意日常防护，多食牛奶、虾皮等含钙多的食物；加强户外活动，多晒太阳，利于钙的吸收；定期到医院检查骨密度，及时在医生指导下进行药物应用及物理疗法，减轻因骨质疏松带来的不适。

关节面的表面覆盖着一层较厚的软骨，即关节软骨。青年人的关节软骨有一定的弹性，并能承受一定的压力，随着年龄的增长，关节会发生退化，关节软骨的水分增多，软骨细胞水肿，同时软骨的化学成分也发生变化，这样就改变了软骨的机械性能，使之承受压力的能力减弱。于是，软骨面上开始出现软化与破裂，由于关节每天都要承重和活动，软骨就会进一步变薄或部分脱落，软骨下的骨组织也发生硬化，软骨边缘处出现增生。随着时间的推移，增生部分经过骨化形成了骨刺。

关节随着年龄的增大也会衰老退化，可引起不同程度的疼痛，医学上称为肥大性关节炎，又称增生性关节炎。这是老年人最常见的关节疾病，常发生在担负重量和活动量较大的关节，如膝、髋、脊椎与手指关节等处。这种关节炎开始时，常常是一个关节有轻微的疼痛与发僵、疲劳感，活动后发僵现象好转；关节活动时常能听到关节内有"咯咯"的响声，休息或进行热敷治疗后可得到缓解；遇潮湿、寒冷天气或劳累后加重。

老年人日常怎样养护才能减缓关节退化的进程呢？

老年人关节的灵活性、韧性都不如年轻人，运动或做家务时，一定不要勉为其难，如不搬运过于沉重的物品，不爬高去取高处的东西。尽量减少弯腰、爬高、下蹲等动作，将容易造成关节损坏的风险降到最低。

日常防护要做到：注意保暖，适当户外活动，多晒太阳，减少爬山、上下楼梯、长时间下蹲的次数，或避免此类活动，不坐低矮的凳子。可以散步、慢跑及进行身体能耐受的活动等，不参加或少参加剧烈的活动，如打羽毛球、打篮球、拔河等。如有关节疼痛时，及时到医院检查，在医生指导下行药物应用及物理疗法，减轻不适感，提高生活质量。

20. 如何保持骨骼健康？

人的骨头时刻都在进行新陈代谢。年轻的时候,骨形成比骨丢失快得多,骨量会持续增加。大部分人在 30 岁左右达到骨质峰值(骨质量达到的最高水平)。早期获得的骨量可能决定了一生的骨骼健康。就像储蓄一样,年轻时获得的骨量越多,那么老了以后就越够用,发生骨质疏松症的时间就越晚,程度也越轻。

那怎样做才能使骨量增加达到最高水平呢?

(1)加强锻炼,增强身体素质:经常参加体育锻炼,如做保健体操、练气功、打太极拳、做广播体操、散步等,这些活动对强壮骨骼大有好处。凡坚持体育锻炼的人,身体就强壮,抗病能力强,很少患病,其抗御风寒湿邪侵袭的能力比一般没经过体育锻炼的人强得多。

(2)避免风寒湿邪侵袭:要防止受寒、淋雨和受潮。关节处要注意保暖,不穿湿衣、湿鞋、湿袜等。春季要注意防风,不要过早减少衣物。夏季暑热,身体不要贪凉外露,忌暴饮冷饮、身体直对空调电扇吹等。秋季气候干燥,天气转凉,要防止受风寒侵袭。冬季寒风刺骨,注意保暖是最重要的,尽量不要穿露背及露脚踝的衣物,避免局部长时间受凉致寒邪侵袭,积累成疾。

(3)劳逸结合,饮食有节,起居有常:劳逸结合是强身健体的主要措施。比如,有些类风湿关节炎患者的病情虽然基本控制,但处于疾病恢复期,往往由于劳累而重新加重或复发,所以要劳逸结合,活动要适度。饮食要多样化,荤素搭配,营养均衡,忌暴饮暴食,保证营养充足。

21. 饮食和运动对骨健康有影响吗？

饮食和运动对骨健康的影响很大。骨骼的健康跟人体的健康一样,需要多种营养,通过吸收钙、磷、镁、蛋白质等物质,维持血钙平衡、产生骨质、维持骨组织的新陈代谢。如钙、磷的代谢失衡会导致骨质疏松症,维生素 D 代谢障碍导致骨骼畸形、骨样组织增生、佝偻病等,所以均衡、合理的饮食有助于骨骼的健康。

运动能促进血液循环,加强骨骼肌的营养,使肌细胞体积增大,运动负荷直接作用于骨骼,并通过肌肉收缩间接作用于骨骼,使骨骼产生应变。骨骼的应变有一个阈值范围,当应变低于下限时,骨量丢失;当应变超过上限时,骨量增加;当应变在上下限之间时,骨量将稳定在一定的水平。

当患者因病卧床时,骨骼受到的直接应变作用丧失或减少,肌肉有节律的收缩对骨骼的作用力也减弱,这些都使骨骼承受的应力减少,由于人体骨骼的适应性调节作用,促使多余的矿物质从骨骼中析出,骨组织结构也发生相应的改变,出现失用性骨质疏松。卧床 6 周以上即会造成尿钙排出量增加

1倍以上,局部固定不动可使局部骨骼脱钙。防止尿钙排出量增加和局部脱钙最有效的方法就是早期承重运动。因此,卧床后应及早进行功能锻炼,鼓励患者主动做肌肉收缩运动,没办法主动运动时可在他人协助下被动活动,活动应循序渐进,以不疲劳为度。

(二)骨创伤一般护理及急救常识

1.什么是软组织损伤?

身体是由硬组织和软组织所构成,硬组织即我们所说的骨骼系统,其余都属于软组织。软组织包括人体的皮肤、皮下组织、肌肉、肌腱、筋膜、韧带、关节囊、骨膜、神经、血管等。上述组织在日常生活中如果受到强力撞击、扭转、牵拉、压迫,或者因为体质虚弱,劳累过度等各种原因导致的损伤,都称为软组织损伤。

软组织损伤根据发生的原因可分为扭伤与挫伤;根据受伤的时间又可分为急性损伤和慢性损伤。所谓扭伤是指人体的关节在强力作用下,发生了超正常活动范围的活动,从而引起关节附近软组织的损伤。挫伤则是人体在外力打击下,引起受伤部位软组织的损伤。因此,在日常生活、劳动及锻炼中要注意做好自我保护,避免人体关节超正常活动范围的活动,引起软组织损伤。

2.软组织损伤后会引起哪些症状?

软组织损伤后会出现疼痛、肿胀、畸形或伤口畸形、功能障碍等。

(1)疼痛:这是软组织损伤的主要表现,初期是由于创伤血肿压迫或炎症反应引起,后期则多由局部新陈代谢的改变,刺激局部神经导致。疼痛程度与暴力的性质和程度、受伤部位的神经分布及炎症反应的强弱有关。

(2)肿胀:因局部软组织内出血或炎性反应渗出所致。其程度与外力大小、损伤轻重有关。若不及时处理,血肿在肌肉、肌腱之间,可形成纤维化而致肌肉、肌腱挛缩;在关节部位引起关节粘连,使关节僵硬,活动受限。

(3)畸形或伤口畸形:多由肌肉、韧带、半月板撕裂、挛缩,关节错位及淤血造成。伤口、创面的损伤,会有不同深度的伤口或皮肤擦伤。

(4)功能障碍:主动活动受限,被动活动尚可。若失治或误治,创伤性炎症反应可导致肌肉和肌腱粘连、萎缩等,使关节的主动和被动活动均受限。

了解软组织损伤症状后,可根据其症状采取相应的措施。如受伤后早期给予冰敷并抬高患肢,以降低炎性渗出,减轻疼痛;中后期给予物理疗法,以改善局部血液循环,促进炎性渗出物吸收,减轻肿胀,缓解不适,可在医生指导下进行主动及被动活动,防止肌肉挛缩及关节僵硬。

3. 软组织损伤后早期该如何治疗与护理？

软组织损伤后早期要对患肢进行固定和冷敷。固定，即保护性固定，可使用石膏、绷带、支具等，避免活动，防止运动对韧带等重要组织再次造成伤害，同时制动有利于减轻肿胀。固定制动的同时给予冷敷。冷敷可以促使局部毛细血管收缩，减轻因毛细血管破裂引起的出血、瘀斑和局部组织的肿胀。抬高患肢可以促进远心端静脉血回流至心脏，有利于减轻肢体的肿胀。

4. 常见的止血方法有哪些？

根据受伤的位置、伤口的大小，有无血管损伤，出血量的多少等，应用的包扎方法也不尽相同，常见的止血方法有包扎止血、加压包扎止血、指压止血、止血带止血等。出血量较少且伤口损伤小，出血量不多的伤口可以用无菌敷料进行包扎，伤口深且出血较多应进行加压包扎止血，并及早就医。

5. 什么是指压止血法？

指压止血法是指用手指按压近心端（血管血流方向的尾端）的动脉，阻断动脉血运，能有效达到快速止血的目的。用于出血量多的伤口，准确掌握动脉压迫点，压迫力量要适中，以伤口不出血为准，压迫 10～15 分钟，保持伤处肢体抬高，仅作为短暂急救止血。

常用指压止血部位如下：

（1）颞浅动脉压迫点：用于头顶部出血，一侧头顶部出血时，在同侧耳屏前上方 1.5 厘米处，用拇指按压颞浅动脉止血。

（2）肱动脉压迫点：肱动脉位于上臂中段内侧，位置很深，前臂出血时，在上臂中段的内侧摸到肱动脉搏动后，用拇指按压止血。

（3）桡动脉、尺动脉压迫点：桡、尺动脉在腕部掌面两侧，腕及手出血时，要同时按压桡动脉、尺动脉方可止血。

（4）股动脉压迫点：在腹股沟（大腿根）韧带中点偏内侧的下方能摸到股动脉的搏动，用拳头或掌根向外上方压迫，用于下肢大出血，股动脉在腹股沟处位置表浅，该处损伤时出血量大，要用双手拇指同时压迫出血点的两端，压迫时间也要延长，如果转运时间长，需行加压包扎。

6. 什么是加压包扎止血？正确方法是什么？

加压包扎止血法适用于全身各部位小动脉、静脉、毛细血管出血。用敷料和洁净的毛巾、手帕、三角巾等覆盖伤口，加压包扎，达到止血目的。

（1）直接压法：伤员行坐位或卧位，抬高伤肢，检查伤口有无异物，如无异物，用敷料覆盖伤口，敷料要超过伤口周边至少 3 厘米，如果敷料已被血液浸湿，再加上一块敷料，用手施加压力直接压迫，用绷带、三角巾等包扎。

如何包扎伤口

(2)间接压法:伤员坐位或卧位,伤口有异物,如扎入身体导致外伤出血的剪刀、小刀、玻璃片等,应保留异物不要随意拔出,以免大出血,要在伤口边缘将异物固定,然后用绷带加压包扎。

7.脊柱骨折了怎样搬运患者?

脊柱骨折常见于坠落伤、车祸、撞击伤等,以胸腰段椎体骨折多见。脊椎骨折可合并脊髓或马尾神经的损伤,特别是颈椎骨折脱位可造成脊髓损伤,严重者可致截瘫甚至死亡。

疑似脊柱骨折的患者,应尽量避免搬运,如果需要进行搬运应保持上下躯干同时转动,避免因为外力不均致使腰部扭曲造成二次损伤,引起更严重的并发症。

怀疑脊柱骨折时搬运的要点如下:

(1)紧急时可使用床板、门板、能容纳躯干大小的硬质板状工具等作为转运载体。

(2)搬运过程中应对患者进行轴线翻身,翻身时上身和下肢同时搬动,保持脊柱(身体)呈一条直线不能扭曲,搬动时(2人或3人)平抬平放,不能抱着、背着搬动,防止二次损伤。

(3)也可让患者下肢和躯干伸直,上、下肢体同时向一侧翻转,将木板贴紧患者背部后,再将患者与木板一同翻起,患者躯干紧贴木板保持仰卧位,然后用床单将患者与木板进行捆绑固定后再搬运,避免滑落引起损伤。

(4)及时拨打"120"急救中心电话,按照接线人员的指令进行搬运,并尽早到医院进一步检查。

8.肋骨骨折了有何症状? 怎样处理?

正常人体一共有 12 对肋骨,从上往下分别称为 1~12 肋。肋骨的腹端和胸骨相连,其功能既可保护心脏、肺,又可加强呼吸的功能。

肋骨骨折常因外力对胸部的撞击引起,有单根和多根骨折,单根肋骨折或局部软骨挫伤,会感觉局部疼痛,呼吸或咳嗽时加重。严重的肋骨骨折会造成胸膜腔损伤,致使患者胸部疼痛剧烈,胸闷、呼吸困难、肺脏损伤等,第 1 或第 2 肋骨骨折常合并锁骨或肩胛骨骨折,并可能合并胸内脏器及大血管损伤、支气管或气管断裂、心脏挫伤,还常合并颅脑损伤;下胸部肋骨骨折可能合并腹腔内脏器损伤,特别是肝、脾和肾破裂,严重者可合并脊柱和骨盆骨折。

(1)单纯肋骨骨折:通常伴深呼吸或咳嗽时胸壁摩擦造成的胸部钝痛感,并无生命危险,此时应严格限制活动,及时就医,遵医嘱对胸部进行固定,或使用活血接骨止痛膏(黑膏药)伤处贴敷,既有固定作用,还可以活血化瘀、止痛和促进骨折愈合。

（2）气胸：是胸部创伤的常见并发症，发生率高达60%，可分为闭合性气胸、开放性气胸、张力性气胸，其危害往往比骨折本身更为严重，如开放性气胸伤口大于2厘米，患者可在数分钟内因严重缺氧而致心搏骤停。张力性气胸是一种危及生命的胸外伤，常在短时间内引起呼吸循环衰竭，如发现胸壁有开放性创伤，要立即对伤口进行封闭，避免气体继续进入胸腔，使病情进一步加重，并立即拨打"120"急救电话求助或护送至医院。

（3）血胸：绝大多数血胸是因穿透性或钝性胸部创伤引起。在胸外伤中的发生率可高达75%，其血液来源多因肋骨或胸骨骨折刺激胸壁血管或胸内脏，血液流入胸膜腔所致。随着出血量的不断增加，患者会出现面色苍白、呼吸困难、脉搏细数、血压下降、心率加快等症状。此时应及时采取半坐卧位以利于呼吸，并尽快拨打"120"急救电话，尽早就医。

9. 上肢骨骨折了怎么办？

上肢骨折是骨科常见的疾病，各种年龄都有发生，通常是由间接暴力引起，如跌倒、撞击、扭曲等，造成肢体的畸形、肿胀、疼痛以及活动受限。上肢骨折包括：锁骨骨折（肩部）、肱骨外科颈骨折（肘部）、肱骨髁上骨折（肘部）、肱骨外髁骨折（肘部）、尺桡骨折中段骨折（前臂）、尺桡骨远端骨折（腕部）等。

（1）疑似或发生上肢骨折后，应立刻停止肢体活动，检查是否存在伤口，如有开放性的伤口应用碘伏对伤口进行消毒、取出异物后再用无菌纱布或干净的毛巾进行包扎。如骨折端外露，忌将骨折端回纳，防止断端移位导致二次损伤和感染。

（2）正确地对肢体进行固定，不但可以减少疼痛和骨折端周围软组织的继续损伤，同时也利于伤员的搬运和转送。早期固定力求简单有效，不要求对骨折端进行复位，可现场就地取材，使用木棍、树枝、书本、废纸箱、筷子等进行快速固定，固定的范围要超过骨折处上、下2个关节为准，如找不到固定材料，可使用衣服、布条等将肢体绑在身上或悬吊于胸前，进行临时保护性固定。

（3）骨折后常引起剧烈疼痛，无伤口的骨折早期可以应用冷敷，使用干毛巾包裹冰块敷于骨折处，减少局部组织的肿胀、降低末梢神经的敏感度以起到止痛的作用，同时要尽早赶往医院就诊。

10. 下肢骨骨折了怎么办？

下肢常见的骨折以跟骨骨折（足跟部）踝关节骨折（脚踝部）、胫腓骨骨折（小腿）、股骨干骨折（大腿）常见，通常情况下伴随肿痛畸形。因下肢骨折后出血量较上肢多,严重的多处骨折可能出现创伤性休克,危及患者生命。突发意外造成骨折后,应立即查看患者受伤的情况,可用木板、拖把棍、树枝等临时固定患肢,固定的范围超过受伤部位上、下2个关节,如不能找到可用的固定材料,可使患者双下肢保持并拢和伸直的状态,用软布条将患者的受伤肢体固定在另一侧健康肢体上,这样既有利于搬运,又减少了因搬动造成的疼痛。对于大腿骨折的患者,应及时使用夹板对大腿进行固定,减少股骨干骨折后的出血量,同时避免因骨折端穿破血管造成的动静脉损伤,如有条件应尽早建立静脉通路,护送就医。

11. 扭伤能立即涂抹红花油吗?

扭伤后,不少人会立即使用红花油涂抹、按揉,这样往往会出现肿胀加剧的情况,主要原因是使用的时机不对。红花油是红棕色澄清液体,气特异,味辛辣,是中医外用药,有活血驱风、舒筋止痛之功效。扭伤之后局部软组织会发生充血肿胀,如果在急性期(扭伤24小时之内)用红花油涂抹,会加速局部血液循环,加重软组织的充血渗出,使肿胀加剧,疼痛更甚。因此,扭伤早期冷敷制动才是正确的治疗措施。扭伤24小时之后方可用红花油,这时扭伤局部已进入血肿吸收和组织修复期。

12. 伤后什么时候进行冷敷和热敷?

日常生活中,我们总是会不小心磕伤或者是碰伤。一般人们在遇到跌打损伤时,都会选择用热敷或冰块来敷受伤部位,但是很多人都不知道哪种情况下是应该冷敷或者热敷,这些一旦搞错,伤势就会更加严重。那么什么情况下应该热敷,什么情况下应该冷敷呢?

冷敷可降低受伤部位的温度,收缩组织内的毛细血管,减轻局部组织水肿,同时可以降低末梢神经的敏感度、减少肌肉发生痉挛,起到缓解肿痛的作用。在日常生活中不小心扭到了脚,或者肢体碰撞到硬物上等造成的软组织损伤可以选择冷敷。软组织损伤早期(24小时内)采用冷敷是现在医疗科学上被普遍赞同的。

热敷可让人体受伤的部位温度上升,血液循环速度加快,增加血流量,使更多的养分进入疼痛区,加快受伤部位的新陈代谢,加强白细胞吞噬功能,这样能使疼痛得到缓解,并能止血。热敷适用于受伤部位没有明显的伤口,只是出现疼痛和瘀青,不是急性损伤。假如疼痛严重,就要及时去医院检查是否伤及筋骨。热敷要注意温度,一般在40~50摄氏度就可以了,温度不宜过高,时间不宜超过半小时,温度太高、时间过长易引起皮肤烫伤。神经损伤后感觉异常的患者热敷时更要特别注意温度和时间不能过高、过长,防止因热量蓄积发生低温性烫伤。热敷一般在伤后24小时进行,24小时后,确定无活动性出血、感染等后方可进行。

13. 如何预防和减轻受伤部位疼痛?

很多人可能都有过这种经历:受伤或手术以后很久,下雨阴天前就会出现受伤部位或伤口不舒服。这种不适简直就像天气预报一样准。很多患者的软组织损伤已经恢复,平时基本正常,但就是怕寒冷、大风等天气变化。一有风吹,旧伤部位就冷得受不了,明明是在炎热的夏天,却还穿着厚衣服,很是痛苦。还有很多人到西藏、青海等高海拔地区后,以前受伤或出现过问题的地方就会感觉不适。为什么会这样呢?

首先,来认识一下我们的皮肤。皮肤包括表皮、真皮和皮下组织。神经存在于真皮及皮下组织中。损伤如果深达真皮和皮下组织,就有可能形成瘢痕。新生的血管和神经也在其中生长。

每当发生天气变化,特别是暴风雨来临前,大气湿度、气压和温度都会有较明显的变化。瘢痕内的神经末梢能敏感觉察出这种变化,神经纤维越细,对外变化越敏感,局部就会表现为痛或痒。瘢痕内的血管舒缩调节与正常组织不同,受到寒冷、潮湿或低气压刺激后血管持续收缩,血流减少或流速减慢,代谢产物得不到及时的排除,局部供血不足就会降低瘢痕组织对疼痛的耐受力。瘢痕组织也会因刺激而收缩,这样也会使神经纤维受到挤压或牵拉的刺激,从而导致旧伤部位的疼痛不适。

如何预防和减轻疼痛不适?

(1)根据天气的变化及时增减衣物,做好自身的防寒保暖工作,避免伤处受寒湿侵袭。

(2)调整局部环境,尽量保持居住或活动场所干燥,远离湿冷的地方,阴雨天应减少外出。

(3)加强体育锻炼,提高身体抵抗力和应变能力,保持心情舒畅,多吃富含维生素、钙、磷的食物。

(4)平时可适当推拿、按摩、揉搓损伤部位,改善局部血液循环,软化瘢痕,缓解神经压迫症状。

(5)如果已经出现不适,应及时进行治疗:可外擦风湿膏、红花油等;也可用热毛巾、热水袋等局部热敷;也可选用伤湿止痛膏、狗皮膏外贴;还可进行超短波、红外线、脉冲电波等物理治疗,以增加局部血液循环,散寒祛湿,缓解症状。

(6)热盐包对驱寒止痛很有效,做法如下:取粗盐 500 克,放锅内炒热,再加葱须、生姜各 15 克,一起用布包好,趁热敷患处至盐凉;一日一次,连用 1 个星期,有逐风祛湿之功效。

14. 关节扭伤后要注意哪些事项?

关节扭伤多见于青少年的运动损伤以及体力劳动者的工作伤,最常发生于踝关节、手腕部及下腰部。关节扭伤的常见症状有疼痛、肿胀、关节活动不利等。常伴有皮肤青紫、关节不能转动等表现。

无论是哪个关节发生扭伤,在扭伤的急性期,患者都不可以让受伤部位随意活动,否则会因软组织得不到充分的修复,而使新鲜扭伤变成陈旧扭伤,使疼痛、肿胀不易消退。扭伤的关节要早期制动、局部冷疗。

运动损伤出现扭伤后,需要马上进行临场处置,以避免损伤加重或重复受伤,为损伤的修复打好基础。那么运动损伤出现后,如何正确、快速地处理呢? 目前竞技体育界常规的做法是要遵循 RICE 原则,有人也提出 PRICE原则,其实是一样的。

R:是英文 Rest 的缩写,意思是受伤后应立即停止运动,制动休息,防止重复损伤和加重损伤。

I:是英文 Ice 的缩写,意思是要马上冰敷,冰敷在运动损伤的初期非常关键,冰敷使血管收缩,减慢局部血液循环,减少细胞的新陈代谢率(减少细胞组织的受伤及坏死),减轻患处疼痛感及肌肉痉挛,降低血管壁的渗透性,阻止肿胀加剧及软组织出血,当肌肉温度降低到20摄氏度左右时,肌肉张力会减弱,低到10摄氏度时,痛觉神经的传导也会变慢或暂时阻断,产生有效的止痛效果。因此,当急性运动伤害发生的时候,此时肌肉或韧带刚刚受到剧烈的冲击,可能有挫伤、撕裂甚至断裂,同时伴随着毛细血管出血、组织液渗出、局部肿胀,这时就需要冰敷来减少毛细血管出血、组织液渗出,以控制炎症。最简单直接的方法是:用塑料袋装冰块并加少许水直接置于患处,一次冰敷时间15~20分钟,通常患部有麻木感就可以停止,休息1~2小时再冰敷1次。值得注意的是,儿童或皮肤敏感的人在冰敷时,应以毛巾包覆冰袋后置于患部,5分钟左右观察一下,时间控制在15~20分钟,以避免冻伤。冰敷的时间长短,依据伤势的严重性而定,若是患部仍持续肿胀,冰敷就要继续进行。

C:是英文 Compression 的英文缩写,意思是加压包扎。冰敷过后患处要及时加压包扎,控制伤部运动,避免重复受伤的动作,减少出血和渗出。在国内,有时还要外敷止血、止痛的中药来控制肿胀,这是中医药的优势。

E:是英文 Elevasion 的英文缩写,意思是抬高患部,也是要达到减少出血和渗出的目的。

制动、冰敷、包扎、抬高,4 个步骤是任何部位的急性损伤普遍适用的处理原则,运动损伤早期是否处理正确直接关系着损伤治疗的速度和效果。受伤后活动患部、热敷、不采取加压包扎和不抬高患部都是大家常见的认识误区,这些错误的认识常会使损伤加重或影响后期的治疗效果。因此,掌握损伤早期正确的处理方法就显得非常重要了。

15. 石膏固定后出现哪些情况需要及时处理?

石膏固定在骨科应用广泛,骨折、术后、软组织损伤等方面都可应用。使用石膏固定可以对肢体起到固定保护作用,可以保持骨折复位和术后的位置,特别是新鲜骨折的患者,固定后还能减少骨折断端的相互摩擦,减轻疼痛和利于搬运。

石膏固定后的门诊患者离院后应注意以下几个方面:

(1)保持石膏清洁、干燥,石膏未干时,不应覆盖被物,保持室内空气流通,冬天可用风筒吹干,以加速其干固。

(2)石膏完全干固大约需要 72 小时,石膏未干时搬动肢体要用手掌平托,避免在石膏上压出手指的凹陷,造成肢体受压进而导致压力性损伤发生。

(3)加强功能锻炼,利于肌肉、关节功能恢复,防止肌肉萎缩和关节僵硬发生。经常活动未固定的关节如上肢的手指伸屈、握拳,下肢的踝泵运动、股四头肌舒缩活动等,每日 2 ~ 3 次,每次 15 ~ 20 分钟。

石膏固定的患者如出现以下问题,要及时就医:

(1)肢端皮肤颜色变白或发紫,肢端触摸发凉,有不正常的严重疼痛,特别是轻拉肢体就发生剧烈疼痛,应及时就医,及时检查石膏是否过紧或局部压迫,避免长时间压迫发生坏疽及缺血性挛缩。

石膏固定过紧,影响静脉回流和动脉供血,使肢体严重缺血,与健侧皮肤相对照,发现患肢指(趾)端皮肤颜色苍白,发绀(呈紫色)或肿胀,会引起肌肉坏死和挛缩,甚至肢体坏疽;因神经受压和缺血可造成神经损伤,使肢体严重残废。因此,石膏固定松紧应适当,过紧会影响血液循环,过松易导致整复后的位置发生改变,特别是肢体肿胀消退以后,石膏可能会松,及时请医生调整。

(2)患者感觉石膏内有异味或石膏边缘有压伤,应及时就医检查有无发生压力性损伤。

石膏包扎的压力不均匀或搬运时用力不当,使石膏内面凹凸不平或关节处塑形不良,也可因石膏尚未凝固定型,就将石膏平放于硬板上,导致石膏变形压迫肢体局部而形成压力性损伤。石膏固定后,局部持续性疼痛或小儿有不能解释的持续性哭闹等,甚至有脓性分泌物流出,嗅之有腐臭味,提示有压力性损伤,或者石膏内有渗血,并且渗血范围逐渐增大,均应及时开窗检查,进行处理。因固定部位皮肤不洁,有擦伤及软组织严重挫伤或张力性水疱破溃等,均可形成化脓性皮炎,应及时开窗处理。

16. 什么是夹板？小夹板固定怎样调节松紧度？应注意什么？

小夹板是骨折后常用的外固定方法之一，固定后应关注肢体的血液循环，如出现以下情况应注意：①疼痛加剧；②手足麻木，针刺反应迟钝；③伤肢的手指或足趾活动受限；④手脚苍白或发青；⑤伤肢冰凉。这些现象均提示肢体血液循环不良，应立即报告医生做出处理。

上肢骨折夹板固定后一般将肘关节屈曲90度，用三角巾或前臂托板吊于胸前，卧位时自然伸肘并将前臂垫高与心脏呈水平位；下肢骨折复位固定后将患肢抬高略高于心脏水平，膝关节屈曲10度，跟腱部垫一小枕将足跟悬空。搬动肢体时要双手平托，不可仅抬起肢体远端移动。

另外，小夹板固定后要保护好患肢，防止外力碰撞或其他原因导致骨折再移位，平时和睡觉时都不能私自松解小夹板，以免使整复后的位置发生移位或二次骨折；及时给予功能锻炼，骨折复位后，即可按医嘱做患肢的功能锻炼，如握拳、肌肉收缩和舒张、关节屈伸等，并配合各种理疗，促进肿胀的消失和骨折的愈合。按照医生交代的时间定期做门诊复查，一般每周至少1次。

夹板固定后因为肢体肿胀程度发生变化，固定夹板的绷带会出现松弛或者过紧，过松、过紧都是需要注意的。过松达不到固定目的，造成骨折再移位或者畸形愈合，过紧会使静脉回流受阻，轻则影响肢体肿胀的消退，重则造成肢体末梢缺血坏死；所以小夹板固定的松紧非常重要。那么怎样才是最合适的呢？①夹板紧贴皮肤又不觉得有强烈的绷紧感；②牵拉绷带圈可以在夹板表面上下滑动约1厘米；③患肢末梢血液循环良好，不感觉发凉、麻木，屈伸运动好。

17. 什么是脱臼？为什么儿童容易发生关节脱臼？如何处理？

小儿关节活动范围较大，但关节周围韧带松弛，关节囊比较柔韧且富有弹性，牵拉负重后易引起脱位。如冬季穿脱厚重衣服时，过度牵拉儿童的上臂超过正常活动度或用力过猛，有可能造成桡骨小头的半脱位。肘关节脱臼时，由于活动关节会造成疼痛感，孩子通常不愿意自主屈伸胳膊而使上肢呈现出下垂的状态，拒绝触摸他的肘部，不敢抬臂上举。肩关节脱臼的发生率相对较低，孩子往往会叫"痛"，被拉得胳膊垂挂着，脱位一侧的肩膀较另一侧肩膀更能触摸到肩峰，俗称"方肩"。确定脱位后，要立即将脱位的肢体用围巾或丝巾等柔软的织物适当地固定在胸壁并送往医院就诊。关节脱臼可能需要在麻醉下进行复位，因此在受伤后禁止进食，以免麻醉时引起呕吐造成食物呛入呼吸道引起窒息。

18. 小儿为什么易发生桡骨小头半脱位？如何预防？

桡骨小头半脱位是婴幼儿常见的肘部损伤之一。发病年龄1~4岁,其中2~3岁发病率最高,占62.5%,男孩比女孩多,左侧比右侧多。当肘关节伸直,前臂旋前位时忽然受到纵向牵拉时容易引起桡骨小头半脱位。常见于大人领患儿上台阶时,牵拉胳膊时导致。半脱位时患儿肘部疼痛,哭闹,肘部半屈曲,前臂中度旋前,不敢旋后和屈肘,不肯举起和活动患肢。复位后肘部及前臂可活动自如,复位后用三角巾悬吊一周。如活动时疼痛或复发,宜用石膏固定于屈肘90度2周,应注意勿提拉小儿手臂,防止复发。孩子4~6岁后桡骨头长大,则不易再脱出。

如何做好预防呢？一定要避免用力或过猛的牵拉小儿的肢体,给孩子穿衣服时,动作要轻,要顺着孩子的力量,不要生拉硬拖;牵孩子的手走路或上、下台阶时,不能像提东西那样提起小儿的手臂;平时也不能拉着孩子的手臂把他提起来玩,牵拉(提)小儿手部时,应同时牵拉衣袖;穿衣服时应避免手部旋前位牵拉,应和衣袖同时拉扯。

19. 关节脱位复位后应注意什么？

肩关节脱位后,一般要经过手法或手术复位。复位成功是不是代表愈合了？就可以高枕无忧了呢？其实不是。即使复位成功了,如果不注意,很容易再次脱位,甚至导致习惯性脱位。那么肩关节脱位后我们应该注意什么呢？

肩关节脱位后一般会损伤周围关节囊及软组织,手法或手术复位后也有可能损伤周围软组织。复位后一般要石膏固定4周左右,让组织充分修复稳固,避免再次脱出。另外关节脱位后,软组织损伤会引起肿痛,为防止关节粘连及促进组织修复,可以行理疗、针灸、热敷、推拿及外用活血止痛药膏对症治疗,不仅可以加快组织修复还可以提高肩关节功能。1个月后,肩关节趋于稳定,可以适当进行活动,但要注意3个月内不要进行剧烈运动,特别是肩关节高强度或者超大范围负重活动。因为高强度的活动会使处于愈合状态但尚不牢固的软组织再次损伤,引起再次脱位。建议运动强度可以逐渐增加,根据疼痛耐受情况决定运动强度,尽量不要甩肩和进行单手吊单杠等运动,必要时要到医院行核磁共振检查软组织及关节复位情况来决定运动强度。

综上所述,脱位肩关节虽经过复位,但早期还是不稳定,还要对其进行保护及一些消肿止痛对症治疗,只有这样关节才会更加稳定,更好地避免再次出现脱位的情况。

20. 下颌关节脱位是什么原因造成的？复位后应该注意什么？

下颌关节脱位,也叫颞下颌关节脱位,俗称"掉下巴"。主要有内源性与外源性两种因素。内源性因素包括打呵欠、唱歌、大笑、张大口进食、长时间张大口进行牙科治疗等。外源性因素是指在开口状态下,下颌受到外力或经口腔气管插管、进行喉镜和食管内镜检查、使用开口器、新生儿使用产钳等治疗时,用力不当使下颌开口过大,髁状突越过关节结节不能自行回位;老年人及有口腔疾病的患者关节囊和关节韧带松弛、习惯性下颌运动过度、下颌快速运动可造成下颌关节脱位。

下颌关节脱位经手法复位后,应注意避免进食坚硬、黏滞或需要反复咀嚼的食物,如坚果、猪蹄、口香糖等,尽量以柔软易吞咽的食物为主,如粥、软面条等。还要注意不要大声说话、避免张口大笑等。复位后建议使用固定带或丝巾固定下颌关节,防止因关节囊松弛发生二次脱位。

21. 儿童总是歪头是什么原因？

儿童在玩蹦蹦床、摔伤、扭伤等及上呼吸道感染后如果突然出现的歪头,家长需要警惕,有一大部分是因为寰枢关节半脱位引起的。

寰枢关节半脱位又称寰枢椎半脱位,指颈椎第一节(寰椎)、第二节(枢椎)之间的关节失去正常的对合关系。多数在外伤或上呼吸道感染后,出现颈部疼痛,不能自由活动,甚至出现头颈偏歪,休息后不能减轻,触之局部肌肉痉挛僵硬。

出现以上情况需要及时就诊,不能误认为落枕,在不明病情的情况下,切忌盲目地用手法调整,以免加重病情,严重者可致寰枢关节脱位,危及生命。就医之前选择颈托固定,避免剧烈运动,有上呼吸道感染者要在治疗原发病的基础上兼顾治疗寰枢关节半脱位。

寰枢关节半脱位属于青少年儿童常见疾病,一般 DR 张口位、侧位可明确诊断,如年龄小无法配合或生理发育异常无法张口的,做颈椎 CT 可明确诊断。颈椎牵引是目前治疗寰枢关节半脱位最有效的方法,通过颈椎牵引,解除颈部肌肉痉挛状态,梳理关节,纠正关节错位,恢复关节的正常位置。诊断明确的基础上,可予以手法治疗,必要时手法复位。上呼吸道感染者治疗原发病,康复后要注意预防上呼吸道感染,做好日常防护,避免再次损伤。

22. 什么情况下必须注射破伤风？

破伤风是由破伤风杆菌侵入人体伤口引起的急性特异性外科感染。破伤风杆菌广泛存在于自然界中,是一种厌氧菌。人体受伤后,浅表创口如及时清创处理,通常不会出现破伤风感染;但是被钉子、木头、刺等尖锐物质刺伤、扎伤后,伤口又深又细,易感染破伤风;或者伤口外口较小,伤口内有坏死组织、血块充塞或填塞过紧、局部缺血等,就形成了一个适合破伤风杆菌生长繁殖的环境,如果同时存在需氧菌感染,需氧菌消耗伤口内残留的氧气,使破伤风更易于发生。因此,有伤口后,及时到医院就医,进行消毒处理,或注射破伤风抗毒素,预防破伤风。在破伤风抗毒素注射前,要先做过敏试验,如果是高敏的人群,需要在医生的指导下注射破伤风免疫球蛋白。

23. 骨科哪些疾病需要 X 射线检查? 对人体有伤害吗? 孕妇能否拍摄 X 射线片?

X 射线检查是利用 X 射线的穿透作用,通过组织密度不同的人体后,形成辐射线衰减强度不同的影像,是一种应用于胸部、肠胃及骨骼等部位比较常见的医学影像检查。骨科一般常用于骨折、关节脱位及关节退变、颈椎病、腰椎间盘突出症、骨感染、骨肿瘤、骨质疏松症、风湿类等疾病的诊断及筛查。

大家忌讳做 X 射线检查,主要是担心其中的辐射。其实,辐射是一个物理学名词,根据其能量的高低及电离物质能力可分为电离辐射和非电离辐射。其中,电离辐射是指生物体收到辐射时,某些组织会发生物理、化学变化,从而造成损害的过程。X 射线检查中的辐射就属于电离辐射,根据国家卫计委发布的《放射工作卫生防护管理办法》中明确规定:用放射射线进行诊断、治疗时,应当按照操作规程,严格控制受照剂量。因此,医院 X 射线检查的辐射是严格控制在安全范围内,对人体健康的影响几乎是微乎其微,而且医院 X 射线检查多有防护措施,大家不必过于担心。

女性在怀孕期间做 X 射线检查可能会引起胎儿畸形、新生儿智力低下、造血系统和神经系统缺陷等问题,怀孕早期应尽量避免做 X 射线检查,整个孕期 X 射线检查最好不要超过 2 次,如因疾病原因必须要做,应和医生或影像师进行沟通,同时做好防护措施,如穿戴铅衣等保护用具,对非受照部位,特别是性腺、甲状腺、腹部等对 X 射线反应敏感的部位进行保护。

24. 骨科哪些疾病需要做 CT? CT 和核磁共振检查两者有什么不同?

目前,核磁共振(MRI)和 CT 均是医院比较常用的影像学检查项目,但两者价格及检查时间均不同,普通 CT 检查价格低,而核磁共振检查的费用通常是 CT 的 2~3 倍,价格比较高;CT 检查只需要几分钟,没有特殊禁忌证,因此更适合于急诊检查;而核磁共振检查通常需要十几分钟,且对装有心脏起搏器、金属固定物、幽闭恐惧症等患者禁忌检查;但对目前临床常用的心脏支架、骨科内固定植入物在咨询医生后,多可进行检查。

CT 和核磁共振检查的共同点如下。

(1)都是检查躯体内在器官:核磁共振及 CT 都是为了减少对机体的损伤,在无创的情况下利用光线的特征或者体内组织结构特性,了解机体内部情况。

(2)血管显像:在无创的条件下进行血管成像,了解血管的通畅情况。

(3)了解骨头情况:直观提供骨折部位及骨折处情况。

CT 和核磁共振检查的不同点如下。

(1)是否有辐射:这是人们最为关心的问题,毫无疑问,CT 辐射量很大,孕妇不建议做,正常人建议 1 年以内不超过 2 次,这是因为 CT 发射的 X 射线照射在人体身上之后,通过背面接受 X 射线的多寡来成像的;而磁共振则没有辐射,它是通过对人体施加特定频率的射频脉冲信号,使人体中的质子受到激励,发生磁共振现场,进而转化生成图像。

(2)成像效果:CT 主要是横断位成像,而核磁共振可以多方位成像。总体而言,核磁共振的图像要比 CT 图像清晰,但 CT 对骨头及肺的显像比核磁共振清晰,而核磁共振对韧带、肌肉等软组织的显像比 CT 清晰。对脊柱压缩性骨折,区别是陈旧性骨折与新鲜骨折,需借助核磁显示椎体内的充血水肿及椎体周围组织情况来诊断。核磁共振是诊断椎体是否新鲜骨折的"金标准"。

25.骨科超声、X 射线检查、CT、核磁共振检查有什么不同? 怎样选择?

超声是临床常用的检查方法,具有便捷、无创、费用低的优势,在多个系统检查都可以应用,高频超声能够清晰、直观、实时、动态地观察骨骼、肌肉、肌腱、关节、韧带、滑囊、滑膜及周围神经病变情况,为临床提供可靠的超声影像学诊断依据。与传统的检查方法相比,肌骨超声具有能够对肌肉、肌腱的运动进行实时动态观察的独特优势,尤其是高频超声探头的应用,细微分辨率的显著提高,能清晰显示肌肉、肌腱、韧带、神经等组织病变,可以和 CT、核磁共振媲美并互补,甚至可以提供其他影像学检查无法得到的重要诊断信息。除了诊断外,医生还可以在超声引导下进行骨折闭合复位、穿刺抽液及注药治疗等,超声引导可实时、动态、清晰地显示穿刺过程中进针方向及针尖的位置,大大提高了介入治疗的安全性、时效性及精准度。

X 射线是疾病初筛的首选检查。X 射线检查费用低廉,适合多数患者常规检查,可作为疾病初筛的首选检查方式。对于骨折移位、有骨质改变的骨病、关节部位骨性病变、椎体整体结构、不透光异物存留、心肺器质性疾病、消化系统梗阻、结石等疾病有很好的诊断价值。另外,X 射线在体位改变时结构病变及体位改变时发生病变的诊断上有特异性。尤其是动力位片检查,目前在国内尚极少能用磁共振替代 X 射线检查的。

CT 检查在显示横断面方面明显优于 X 射线,尤其是对密度高的组织显像清晰,对于测量骨性结构之间的距离精确度高,扫描时间明显比 MRI 短,一般只需要几分钟。对椎间盘突出、早期的细微骨折的诊断有明显的优势。CT 能清晰地显示血管走向及血管病变,对肿瘤的检查灵敏度明显高于普通 X 射线片。而且,多排螺旋 CT 能进行三维成像,有助于立体显示组织和器官病变。但是,CT 扫描限于技术员的专业水平不同及扫描层面间隔限制,不能整体地阅读检查部位的信息,导致有一定的漏诊率。

MRI 查软组织效果更好。磁共振(MRI)与 X 射线和 CT 检查最大的不同在于检查过程中没有 X 射线辐射,对机体的损害很小。主要用于发现软组织疾病,在骨科主要用于发现椎间盘病变、脊髓病变、半月板病变、炎性病变和出血性病变等。通过不同的处理技术能早期发现松质骨骨折如椎体骨折、骨盆骨折;早期发现炎性疾病如股骨头无菌性坏死、骨结核、骨肿瘤等。MRI 对血管方面的疾病灵敏度高。

26. 什么是中药熏蒸治疗? 骨科哪些疾病可以用熏蒸治疗?

中药熏蒸是通过药物煎汤在患处熏蒸,药蒸气通过皮肤的渗透、转运、吸收,直达病灶,药效高度聚集,在病灶处起到清热解毒、散寒消肿、祛风燥湿、杀虫止痒、舒筋活络、行气止痛的作用。通过患部皮肤吸收,高浓度的药物直达病灶,这是中药熏蒸相对内服药最为突出的优势。

中药熏蒸的作用效果如下:

(1)皮肤在热效应的刺激下,疏通腠理,舒经活络,放松肌肉,消除疲劳。

(2)毛细血管扩张,行气活血,促进血液循环和淋巴循环,改善周围组织的营养状况,同时排废排毒,使得机体气血畅通,代谢平衡,改善亚健康。

(3)热效应温通解凝,能促进血瘀和水肿的消散。

(4)热是致病因子风、寒、湿的克星,能有效排除体内的风、寒、湿邪,对因风、寒、湿邪引起的疾病,热疗能起到非常明显的效果。

(5)人体的肾,女性的卵巢、子宫,是喜温恶寒的器官,热效应作用下,这些器官的血液循环加快,活性增强,调节并维持这些器官功能的正常发挥。

中药熏蒸适用于颈椎病、腰椎间盘突出症、肩周炎、各类关节炎、各类软组织损伤中后期,骨折后关节屈伸不利,各类风湿性疾病及风湿性关节炎,颈腰椎、手指、足趾等各类劳损性及退变性疾病及骨髓炎的治疗。一般 1 天 1~2 次,每次 30 分钟。

骨科常用
中药熏蒸

27. 骨科常用的中药熏蒸方法有哪些? 熏蒸治疗时有哪些注意事项?

中药熏蒸根据熏蒸器具的不同和疾病的特点,可分为全身熏蒸和局部熏蒸。

全身熏蒸:为一般为舱式熏蒸床,患者坐于熏蒸舱里,进行全身蒸汽浴,适用于风湿类疾病或多处疾病的治疗。

局部熏蒸:一般选择为局部有孔洞的熏蒸床,根据病变部位不同,将病变部位暴露于熏蒸床的药槽孔处进行熏蒸治疗,适用于颈腰痛及关节疾病的局部治疗。

中药熏蒸有以下注意事项:

(1)注意保暖,用大浴巾或毛巾被覆盖熏蒸部位,防止热蒸汽散发,保持熏蒸温度,如感觉温度过高,可掀开毛巾被适度散热。

(2)避免在空腹、饱餐、酒后进行熏蒸。

(3)高血压、心脏病、糖尿病及老年患者,熏蒸时应有人陪同,携带备用药品,若有不适请及时告知护士,以免发生意外。

(4)如有头晕、心慌等不适,应停止治疗,告知护理人员进行处理。

(5)熏蒸温度以 45 ~ 55 摄氏度为宜,熏蒸时不可自行调节温度,以免引起烫伤。若感觉过热时,请及时告知护士进行调整。

(6)熏蒸后不可立即下床,以免造成体位性低血压,及时穿衣保暖,注意避风休息。

(7)孕产妇、月经期经量多者禁止熏蒸。

(8)如发现熏蒸部位红肿、皮疹、搔痒等过敏表现,及时报告医生,给予处理。

(9)熏蒸后要注意适量饮水,局部保暖避风寒。

二、脊柱疾病护理

(一)颈椎病

1. 什么是颈椎病?

颈椎俗称"脖子",颈椎病就是由于颈部肌肉韧带外伤或劳损造成局部骨关节退变,并刺激局部神经、血管、脊髓等出现一系列以颈部疼痛,活动受限,头晕,上肢疼痛、麻木为主要症状的疾病。据医学不完全统计,在正常的工作中有90%的人们患有不同程度的颈椎病。

2. 颈椎是什么样子的?

颈椎位于人体的颈部,是脊柱的重要组成部分,共由7节椎体组成,外有肌肉、血管、神经和皮肤等包绕。在脖子后面可以摸到的一个个突起的就是颈椎的棘突,位于下方最粗大并且隆起的那个,可以随着转动的是第7颈椎棘突,是临床上的一个重要标志,俗称"大椎"。

颈椎的7个椎体,除了颈1、2外,其他颈椎之间都要夹有一个弹性垫——椎间盘,加上颈7(C_7)、胸1(T_1)之间的椎间盘,颈椎共有6个椎间盘。每个颈椎都由椎体和椎弓两部分组成。椎体呈椭圆形的柱状体,与椎体相连的是椎弓,二者共同形成椎孔,所有的椎孔相连就构成了椎管,脊髓容纳于其中,在出现颈椎间盘突出或者黄韧带钙化时,可以刺激脊髓从而出现明显的刺激征。椎弓根的上、下缘各有一个凹陷,医学上称为切迹。上、下切迹相对形成了椎间孔,颈神经根亦从此发出。通常颈神经仅占椎间孔的一半,因而不会受到挤压。但在颈椎错位、骨折、骨刺、韧带肥厚等病变时,椎间孔就会变小或相对变小,神经根就会受到刺激或压迫而出现手指麻木、疼痛等症状。

每个颈椎上有7个突起,伸向后下方的是棘突,多有分叉,且多不对称,不要误认为是错位的征象。伸向两侧的为横突,横突上有一横突孔,上下横突孔连成一个管道,内有椎动脉通过。颈椎骨刺、椎体旋转、侧弯等病变时均可造成椎动脉积压,迂曲变形,影响椎动脉血液供应量,导致大脑供血减少、不足,临床上出现眩晕、恶心、猝倒等症状。

人体端坐或站立时,从侧方看人的脖子似乎是直的,但包绕其内的颈椎并不是直的,而是在其中段有一向前凸出的弧度。这一向前的弧形凸起,医学上称为颈椎的生理曲度。在 X 射线片上,沿此曲度的走行,在各个颈椎的生理后缘连续的一条光滑的弧形曲线,称之为颈椎的生理曲线,正常值是(12±5)毫米。颈椎曲度的形成是由于 $C_4 \sim C_5$ 椎间盘前厚后薄造成的,它可以增加颈椎的弹性,起到一定的缓冲振荡的作用,防止颅内大脑的损伤。同时,也是颈部脊髓、神经、血管等重要组织正常的解剖生理需要。每当颈部出现外伤、退变、姿势不良时,不仅可以造成颈椎生理曲度的改变,而且可以因此引起相应的病理改变、临床症状及 X 射线改变等。

3. 颈椎病的常见发病原因有哪些?

颈椎病的常见原因,主要是和大家的工作、生活习惯的改变有关,现在的生活节奏很快,很多的年轻人都是长时间的使用电脑,而长时间的颈部疲劳就容易导致颈椎病的发生。另外,现代人们的生活当中往往缺乏运动,加速了颈椎蜕变的过程。

(1)长期的慢性劳损:是颈椎病的首要罪魁祸首。长期的局部肌肉、韧带、关节囊的损伤,可以引起局部出血水肿,发生炎症改变,在病变的部位逐渐出现炎症机化,并形成骨质增生,影响局部的神经及血管。常见劳损因素:①睡眠姿势不良。主要是枕头过高,长时间的不良体位使颈部肌肉和关节平衡失调。②日常生活习惯不良。长时间低头玩手机、打牌、伏案工作,靠在床头看书、看电视等使颈椎长时间处于屈曲状态,颈后肌肉及韧带超时负荷引起劳损。③不适当的体育锻炼。如以头颈部为负重支撑点的人体倒立或翻筋斗等。

(2)外伤:是颈椎病发生的直接因素。往往,在外伤前颈椎已经有了不同程度的病变,处于高度危险状态,外伤直接诱发症状发生。

(3)感染:特别是慢性的咽部感染。局部的炎症可引起颈椎自发性脱位,也可直接刺激邻近的肌肉、韧带,致使韧带松弛、肌张力降低,椎节内外平衡失调,破坏了其稳定性,加速和促进退变的发生和发展。

(4)颈椎结构发育不良:颈椎椎管狭窄和先天性畸形也是颈椎病发病原因之一。在对正常人颈椎进行健康检查或作对比研究性摄片时,常发现颈椎段可有各种异常所见,其中骨骼明显畸形约占 5%。

4. 颈椎病的类型及其表现有哪些?

颈椎病是骨骼、关节、肌肉、椎间盘及韧带退行性变的综合结果,颈椎间盘出了问题,压迫神经,使相应神经分布区域内感觉或运动障碍,就会出现相应的临床表现,临床颈椎病症状复杂多样,根据症状可分为以下几种类型。

（1）颈型颈椎病：以青壮年居多。多数患者有长期低头劳作的情况，个别患者有颈部挥鞭样损伤、直接暴力、间接暴力等外伤病史。落枕是颈型颈椎病的首发症状。长期、多次的落枕就可诊断该病。常见的症状有：颈部、肩部及枕部疼痛，头颈部活动因疼痛而受限制。颈部肌肉紧张，有压痛点，头颅活动受限，后期可以出现颈部肌肉僵硬，弹性变差。

（2）神经根型颈椎病：以颈部疼痛、双侧或单侧上肢疼痛、放射痛、麻木为主要症状。患者感觉"有一条筋从上痛到下"，甚者无法仰头活动。在特殊体位下如胳膊上举、抱头等疼痛会减轻。

（3）椎动脉型颈椎病：头颈部活动和姿势改变诱发或加重眩晕是本病的一个重要特点。主要是由于椎–基底动脉供血不足，表现出眩晕、头痛、视力障碍、猝倒等症状。

（4）脊髓型颈椎病：患者大多自觉颈部无明显不适，但手动作笨拙，精细及细小动作失灵，协调性差。双侧上肢出现麻木发胀、疼痛等异常感觉，胸部可有束带感。下肢肌力下降，步态不稳，易跌倒，有踩棉花感，严重者四肢瘫痪，出现大小便失禁。

（5）交感型颈椎病：主要症状为头痛或偏头痛、头沉、头昏、枕部痛或颈后痛；视物模糊、眼窝胀痛；心跳加快、心律失常、心前区疼痛和血压升高等。

（6）混合型颈椎病：以上2种或2种以上症状类型与体征均出现。

5. 颈椎长骨刺是病吗？

有些人经拍X射线片发现颈椎骨刺后，心情很紧张，唯恐将来会出现四肢瘫痪，忧心忡忡，这是没有科学根据的。颈椎部位增生的骨刺，是颈椎长期受到慢性劳损或损伤而引起的改变和代偿，是一种防御性反应。它既是生理的，又可能转变为病理的，可以使由于椎间盘变性而不稳定的颈段脊柱变得较为稳定，但也可能造成对周围神经、血管的压迫，出现相应的临床症状。骨刺本身在多数情况下并不意味着是病，而是在机体生理过程中出现的一种组织反应，它是中、老年时期骨关节的生理性退行性变化，也是老化的一种表现。所以颈椎骨刺并不是一种什么可怕的现象，即便发现有骨刺形成，也不等于就是颈椎病。

6. 如何知道自己是否得了颈椎病？

颈椎病的发生较为常见。双侧肩膀出现酸困是颈椎病发生的首发症状，在工作劳累后、久坐电脑前、低头玩手机、长时间开车等情况下，出现双侧肩部酸胀，好像有一块石头压在上面，这是颈椎病的先兆。

当早晨起床后发现脖子不能扭转了，局部疼痛明显，这是落枕的表现，适当的休息便会很快康复的。但是如果经常出现落枕现象，首先要考虑睡眠姿势及枕头是否合适,其次就是颈椎病惹的祸了,注意保持良好的睡眠姿势及康复锻炼方法,如出现单侧上肢或双侧上肢疼痛、麻木等症状,就有可能发展为神经根型颈椎病了。

如出现颈部酸胀疼痛、活动受限,伴眼部酸胀、干涩、视力下降,不规则出汗、胸闷、心慌、耳鸣等症状时,排除了局部病变或神经内科疾病后,就要考虑颈椎的问题了。如果合并有头晕、恶心、头胀痛、偏头痛等症状,有可能是椎动脉型颈椎病。

如果出现了双侧下肢或四肢无力的症状,像是踩在沙滩、棉花上面,柔软无力,有可能已发展为较严重的颈椎病,应及时到医院进行治疗,避免意外发生。

7. 如何预防颈椎病?

由于年龄的增长,颈椎间盘发生退行性变,几乎是不可避免的。但是在生活和工作中如果注意避免造成椎间盘退变的一些因素,那么就有助于预防颈椎退变的发生与发展。

(1)正确的坐姿:在坐姿上,要尽可能保持自然端坐位,调节桌、椅之间的高度比例,避免头颈部过度后仰或前倾、前屈,使头、颈、肩、胸保持正常生理曲线。

(2)变换体位:长期从事伏案工作者,保持头部的正确姿势,最简单有效的预防方法是每隔1~2小时改变一下头颈部体位,如仰头或将头枕靠在椅背上或轻轻转动一下头部。

(3)活动前准备:避免看书、看电视时倚着沙发,或半躺半靠在床头;体育活动之前,应进行较充分的准备活动,防止颈椎及其他部位的外伤。

(4)保暖加防护:注意颈部保暖,避免受风、着凉、感冒,积极治疗咽喉部疾病;在日常生活中,如乘车,体育锻炼时避免头颈部受伤,做好自我保护;加强颈部功能锻炼。

颈椎病功能锻炼

8. 颈椎病有哪些功能锻炼方法?

进行颈椎病的功能锻炼,是预防和延缓颈椎病的发生和发展的有效方法,具体方法如下。

(1)双掌擦颈:用左手掌来回摩擦颈部,口中默念8下后,开始捏后颈,然后换右手,有助于颈部放松。

(2)左顾右盼:头向左转90度,停留3秒,再向右转,停留3秒。做2个8拍。

(3)前后点头:把颈部尽量向前伸,停留3秒,再向后仰,停留3秒。做2个8拍。

（4）旋肩舒颈：肩部大多数肌肉均在颈部棘突处附着，进行双侧肩关节内收内旋和外展外旋，不仅能够促进颈肩部血液循环，而且可以锻炼颈肩连接部分肌肉，促进颈部双侧肌肉肌力平衡，达到防治颈椎病的目的。

（5）颈项争力：左手放在背后，右手手臂放在胸前，手掌立起向左平行推出。同时头部向右看。保持 3~5 秒，再换右手，长期坚持下去，可预防颈项部肌肉疲劳和损伤，延缓或预防颈椎病发生，而且简单易行，随时随地可以进行。

（6）金狮摇头：站立，两脚分开与肩同宽，头颈先按顺时针方向环绕数周，再按逆时针方向环绕数周，或两种方向交替进行。摇头速度不能快，动作幅度不能大，以免发生跌倒。椎动脉型颈椎病及颈椎手术后的患者慎用此法，患有高血压、脑梗死、贫血、内耳眩晕者禁用本方法锻炼。

（7）头手相抗：两手交叉，屈肘上举，用手掌抱颈项部，用力向前，同时头颈部尽量用力向后伸，使两力相对抗，随着一呼一吸有节奏地进行锻炼。每次锻炼 10~30 次，每日 3~5 次，可预防颈项部肌肉疲劳和损伤，延缓或预防颈椎病发生。

（8）低头仰头：站立，双手上举两脚分开与肩同宽，自然直立。反复做抬头看天低头看地活动。低头使下颌尽量紧贴前胸，停留片刻，然后头颈托起，抬眼看天，仍停留片刻，这样反复进行，以无不适为度。

（9）拔项法：拔项法是预治颈椎病的最有效的方法之一。头项向上伸展，下颌、双肩下沉，使颈部后方肌肉紧张用力，坚持 3 秒，然后放松，达到锻炼颈部肌肉的目的，锻炼不限次数，以稍微疲劳为度。

（10）提托头颈：站立，头微微后仰，双手交叉托于其后下方，向上提托头颈，一张一弛，往返 30~50 次，可同时配合胸背部后仰，以活动脊柱的上部及胸廓，肩背等部位，起到放松诸关节的作用。

（11）飞翔式：站立后双手体后交叉，扩胸展肩，双肩胛骨用力向中间加紧，仰头缩脖，拉展颈前肌肉及紧缩颈部肌肉，坚持 5~10 秒后放松，达到锻炼肩胛部、颈肩部、肘腕等肌肉的作用，还可以有效改善圆肩驼背，挺拔体态。

9. 日常生活中如何爱护颈椎？

颈椎病是骨科常见病，我们在生活中无论是睡眠休息，还是学习工作，甚至是日常活动，都要保持良好的习惯，时刻不忘对颈椎的保护，同时加强颈肌锻炼，预防颈椎病的发生。

在日常生活中要注意保护颈椎，采取正确的姿势，避免不必要的损伤。如坐车时要扶好扶手，不要在车上睡觉，避免急刹车时由于惯性使颈部受到"挥鞭"损伤；任何一种姿势，即使是正确的姿势持续太久，也会使部分肌肉群持续紧张而疲劳,长此以往,就会发生劳损。因此,无论采取何种姿势,持续一段时间(40分钟~1小时)后,即应适当变换体位,以防劳损。"生命在于运动",适当的锻炼可以增强体质、改善心肺功能、提高免疫力、增加肌肉力量、改善韧带柔韧性、增加骨骼强度,有效预防颈肩腰腿痛疾患的发生。

10. 颈椎病有哪些治疗方法?

因为颈椎病分很多分型,治疗方法也非常多。颈椎病的治疗,首先要明确诊断是哪种类型的颈椎病,然后根据具体分型、症状、体征采取相应的治疗方法。

(1)牵引治疗:牵引的目的是限制颈椎活动,调整颈椎的生理曲度,纠正关节错位,解除颈椎部肌肉痉挛,可增大椎间隙和椎间孔,减轻椎间盘的压迫,减轻神经根及突出物的充血水肿。颈椎病牵引有坐式牵引、卧式牵引和携带牵引。从生物角度上来看,卧式牵引较好。牵引要在医生的指导下选择合适的重量、角度、时间进行治疗,避免自行长时间牵引导致颈部肌肉松弛及损伤,使颈椎稳定性改变而发生问题。

(2)按摩推拿及手法复位疗法:是颈椎病较为有效的治疗措施。能缓解颈肩肌群的紧张及痉挛,恢复颈曲,松解神经根及软组织粘连来缓解症状,脊髓型颈椎病一般禁止重力按摩、慎用手法复位,否则极易加重症状,甚至可导致截瘫。

(3)药物治疗:可选择舒筋活血止痛类膏药、远红外贴等膏药外用,口服活血化瘀类中药、消炎止痛、营养神经、肌肉松弛剂等药物,对症状的缓解有一定的效果。

(4)理疗:在颈椎病的治疗中,理疗可起到多种作用。一般认为,急性期可行离子透入、超声波、远红外线照射或中频脉冲治疗等;疼痛减轻后用超声波、中药离子透入,感应电或其他热疗等。

(5)中药熏蒸、温热敷、艾灸等热疗:中药熏蒸、温热敷及艾灸等热疗可改善血循环,缓解肌肉痉挛,消除肿胀以减轻症状。大多人认为热疗时间越长越好,实际并不是这样的,用冷疗或用热疗超过一定时间,产生与生理效应相反的作用,这种现象称为继发反应。如热疗可使血管扩张,但持续用热30~45分钟后,则血管收缩,同样持续用冷30~60分钟后,则血管扩张,这是机体避免长时间用冷疗或用热疗造成对组织的损伤而引起的防御反应。因此用冷疗或用热疗应有适当的时间,以20~30分钟为宜,如需反复使用,中间需间隔1小时的时间,让组织有一个复原的过程,防止产生继发效应而抵消生理效应。

(6)佩戴颈托:佩戴颈托可有效固定颈椎,保持颈椎的稳定性,减少颈部活动从而减轻对神经根、血管、脊髓的刺激,促进局部水肿吸收从而减轻症状。复位或手术后应进行颈围固定,保护局部复位的关节,避免再次错位或损伤。颈托佩戴一般不超过 1 个月,以免导致颈部肌肉萎缩,加重颈椎病。急性期或复位后 1 周需全天佩戴,睡觉时去除,以后逐渐间断佩戴颈托,在开车或活动时佩戴颈托,休息不动时去掉。佩戴颈托要配合颈部的功能锻炼以保持颈部的稳定性。

(7)针灸、小针刀、拔罐、艾灸等中医疗法:中医疗法有疏通经络、梳理局部组织粘连、活血通络、改善局部供血情况,对治疗颈椎病均有较好的疗效。

(8)运动疗法:各型颈椎病症状基本缓解或呈慢性状态时,可开始功能锻炼以促进症状的进一步消除及巩固疗效。症状急性发作期宜局部休息,不宜增加运动刺激。有较明显或进行性脊髓受压症状时禁忌运动,特别是颈椎后仰动作应禁忌。椎动脉型颈椎病患者颈部旋转运动宜轻柔缓慢,幅度要适当控制,以免晕倒。

(9)手术治疗:脊髓型颈椎病一旦确诊又无手术禁忌证,应尽早手术,以免脊髓长期受压引起缺血、坏死,即使手术减压,症状也不能得到有效改善。神经根型颈椎病病史超过 3 个月,严重的颈肩部疼痛非手术治疗无效,在排除其他疾病后,也应该及早进行手术治疗。颈椎病其他各型,经非手术治疗无效或反复发作者,也可考虑手术治疗。

11. 颈椎病会引起瘫痪吗?

颈椎病的临床表现较为复杂,症状表现范围很广,不仅是局部症状,而且可影响四肢、头部和内脏。根据病理变化,可分为颈型、神经根型,脊髓型、椎动脉型及交感型等。其中只有脊髓型才有可能引起瘫痪。

这一型主要是由于颈椎骨刺的形成或颈椎退行性改变产生的不稳定,当颈部做伸展活动时,脊髓直接与椎体后缘骨刺相摩擦,而且骨刺可与硬脊膜发生粘连,损伤脊髓。早期出现一侧或双侧下肢发麻,行走困难,随后引起上肢发麻,手部肌肉无力,抖动,拿东西不稳,走起路来高一脚低一脚,身体重心不稳,容易摔跤,时间一长可见肌肉明显萎缩,进一步发展到四肢瘫痪,大小便失禁,小便潴留,小腹胀满等。

12. 如何选择合适的枕头? 如何正确地使用枕头?

良好的睡眠离不开枕头。舒适的枕头可缓解颈肩部肌肉不适,降低颈椎病的发生概率。枕头不合适,除影响睡眠外,起床以后头昏脑涨,浑身不舒服以外,还导致颈肩部肌肉紧张,诱发头痛、落枕等问题。一般说来,仰卧位睡时,可用自己的拳头作为标准,大约枕高一拳到一拳半时,合乎人的生理要求,可以使颈部肌肉放松,保持颈部不悬空,在颈部的枕头应高于头部的枕头。在侧卧时,枕头的高度应该达到肩部的高度,能够保证颈椎的生理状态,有利于睡眠的完全放松。枕头不只是枕头,还要枕颈肩部,仰卧时将枕头拍个深窝,将后脑勺处在窝内,使枕头正好置于枕部,侧卧使枕头正好置于颈侧部。躺下后调整枕头使颈肩部着力不悬空,保持颈部处于水平或微后仰的状态,以感觉头颈肩部完全放松为宜。

13. 如何正确佩戴颈托?

正确佩戴
颈围(1)

正确佩戴
颈围(2)

由于人们生活节奏的加快和电子化产品的快速普及,很多人都长期处于低头状态,使得颈椎病的发病率越来越高,而如何保护颈椎也成了一项非常重要的事情。保护颈椎使用最频繁的器械莫过于颈托了,那么我们要如何正确使用颈托呢?

(1)选择合适型号和材质的颈托。颈托的大小、高低要适宜,松紧以能放入1个手指为宜。高度以限制颈部活动,保持平视为宜。

(2)使用时应注意观察患者的颈部皮肤状况,防止颈部及耳郭、下颌部皮肤受压,必要时可在颈托内衬垫小毛巾、软布等,定时清洁颈托和局部皮肤。

(3)起床时,先将前托放置好位置(将下颌放在前托的下颌窝内),一只手固定前托,另一只手放置患者颈枕部,扶患者坐起,将后托放置好(一般长托在下),调节松紧度,固定粘扣。

(4)由坐位到平卧位时,先松开粘扣,去掉后托,一只手扶持前托,另一只手放置患者颈枕部,协助患者躺下,去掉前托,调节好枕头位置及高度。

(5)颈托佩戴时间,一般以2~3周为宜,一般整复后第1周内全天佩戴(睡觉时去除),第2周间断佩戴,不活动时可去除颈托,活动时佩戴,第3周坐车及颈部剧烈活动时佩戴。

(6)佩戴颈托时须配合颈部肌肉锻炼,以保持颈部的稳定性。

14. 颈椎病患者手术前应该做哪些准备?

颈椎病的手术比一般的手术难度要大,风险相对比较高,为了手术的效果和手术安全,在手术前应做好充分的准备工作,除常规术前准备以外,颈椎病手术前还要做好以下准备:

(1)呼吸训练:包括深呼吸、有效咳嗽的练习。手术前进行呼吸训练有助于减少术后呼吸道内痰液的淤积,减少各种呼吸道并发症的发生。

(2)床上大小便训练:术前在床上练习大小便,以减少手术后尿潴留或便秘的发生。

(3)气管食管推移训练(前路手术):为避免术中牵拉损伤,减轻术后患者咽喉部及食管的不适症状,术前3~5天要进行气管食管推移训练。训练时患者取仰卧位,枕头垫于肩下,头后伸,训练者用2~4指指端置于气管侧旁,将气管食管向非手术侧推移,要超过颈部中线1厘米,开始每日3次,每次15~20分钟,以后每日逐渐延长推移时间,增加到每次60分钟。

(4)体位训练(颈后路):患者在手术前1周练习俯卧位,胸部垫高20~30厘米,额部垫硬韧的东西如书本等,开始每次30~40分钟,以后逐渐增至2~3小时。

15. 颈椎病患者手术后应该怎么护理呢?

颈椎因处于头与身体的连接处,颈椎病的手术风险比较高,除手术中的风险因素外,手术后3天内仍是高度的危险期,所以要严密的观察病情变化,特别是伤口出血情况,呼吸情况等,所以颈椎病手术后除常规手术的要求外,还需要注意以下护理要点。

(1)术后应采取的体位:为了保持呼吸道通畅,术后给予患者去枕平卧,颈下垫小毛巾折叠后的小软垫使颈部不悬空,头部保持中立,保持头颈、躯干呈一直线,防止颈部旋转造成植骨脱落或伤口活动性出血。6小时后佩戴颈围后可侧卧与平卧交替,每2~4小时轴线翻身1次。侧卧、抬高床头超过30度、搬运时患者均需配戴颈围。

(2)病情观察:观察患者的生命体征情况,注意观察呼吸情况,观察受伤平面以下肢体的感觉、运动及大小便情况。观察刀口渗血、引流液颜色、性质及量。

(3)术后饮食:术后返回病房后如生命体征正常,无恶心呕吐,听诊肠鸣音正常,可少量饮水,半小时后无异常反应可进少许流食。食物温度宜温凉以减少咽喉部水肿充血。术后早期应食清淡易消化饮食:如米面、牛奶、蛋羹、蔬菜、瓜果、瘦肉等,忌食辛辣、油腻、燥热、滋补之品。中后期可适量滋补,如牛羊肉、鱼虾、当归排骨汤、枸杞鸡汤等。

(4)功能锻炼:手术当日麻醉清醒后即可进行四肢各关节及肌肉的主动、被动锻炼。如双手抓握、直腿抬高锻炼、踝泵训练等。第3~5天拔出引流管后佩戴颈围下地活动,应遵循平卧→摇起床头→床上坐起→床边站立→协助离床→自己行走的顺序,防止发生晕厥。

16. 颈椎病患者手术后会有哪些并发症要预防呢?

颈椎病手术后容易发生并发症,如伤口出血会压迫气管,导致呼吸功能受限,这些并发症会导致严重的后果,甚至危及生命,所以在术后要严密观察病情,预防并发症的发生,同时需注意以下方面。

(1)颈部血肿的观察:前路手术注意观察颈部外形是否肿胀,引流是否通畅及引流的量。认真听取患者主诉,看有无呼吸困难、憋气等异常症状并及时处理。

（2）低钠血症的预防：术后早期因使用脱水利尿剂，患者饮食量减少、胃肠功能紊乱等，易出现低钠血症。应注意合理调整水、钠盐的摄入量，给予高蛋白、高维生素、易消化的食物，观察患者的神志、精神、尿量、皮肤状态、有无乏力、嗜睡、腹胀等症状。定期进行血生化检测，必要时液体输入补充电解质。

（3）术后观察刀口渗血，引流液颜色、性质及量：24 小时内引流量超过 300 毫升、色淡红呈血清样，伴有头痛、恶心，可能有脑脊液漏，应报告医师关闭或拔除引流管，抬高床头，局部加压。

（4）静脉血栓的预防：每日多饮水，清淡饮食，及早进行功能锻炼，每日定时按摩双下肢肌肉，配合医嘱进行空气压力波治疗。

（5）压力性损伤的预防：保持床铺整洁干燥、无碎屑、无褶皱；气垫床应用，定时翻身；皮肤清洁，红花酒涂擦按摩受压部位；正确使用大小便器，防止便器擦伤皮肤；加强营养，增强抵抗力。

（6）肺部感染的预防：病房内定时通风换气；指导患者腹式呼吸，用力咳嗽、咳痰，协助翻身叩背；必要时雾化吸入。

（7）泌尿系感染的预防：保持会阴部清洁，每日温水擦洗 2～3 次，留置尿管者每日尿道口消毒，保持尿液引流通畅，合理放置尿管，妥善固定，引流袋应低于膀胱水平，防止尿液逆流，定时开放尿管，根据病情及早拔除尿管，多饮水。

（8）腹胀、便秘的预防：多食高纤维素的食物如芹菜、韭菜、香蕉、苹果及粗杂粮等，定时排便，每日顺时针进行腹部按摩，中药脐部穴贴治疗，必要时口服缓泻剂或灌肠。

（9）其他：并发症一旦发生就非常危险，影响手术的效果，延长住院时间，甚至危及生命，所以在术后及出院后都要注意预防。

（二）腰椎间盘突出症

1. 人体腰椎的解剖学结构有什么特点？

腰椎位于身体的中段，腰椎椎体在整个脊柱中最为结实，个头最大，灵活度也比较大。腰椎共有 5 块，腰椎的椎体较颈椎和胸椎大而厚，主要由松质骨组成，外层的密质骨较薄，5 个椎骨一个挨一个地叠起来，形成脊柱的腰段，担负身体80%的重量。根据力学常识，椎间盘厚度越厚，越具有较强的弹性缓冲能力，较强的载荷能力。同时，厚度越大也说明其弹性协调空间越大，灵活度越高。集最大的运动幅度和最大的载荷于一身，在退变损伤过程中，腰椎也是首当其冲。

2. 人们常说的椎间盘是什么？有什么作用？

全身的椎间盘有 23 个。它们均位于 2 个椎体之间,由髓核、纤维环和软骨板 3 部分构成。其中髓核为中央部分,为一黏性、透明胶状物质,其主要成分为胶原蛋白。髓核就像一个承重的球,在相邻脊椎骨间的运动中起支点作用。纤维环为周围部分,分为外、中、内 3 层,包围髓核,构成椎间盘的外周部分,并连接上下椎体,保持髓核的液体成分,维持髓核的位置和形状。软骨板为上、下部分,在椎体上、下各有一个,直接与椎体骨组织相连,为透明无血管的软骨组织,可以承受压力,保护椎骨、缓冲压力,是椎体和椎间盘之间营养交换的桥梁。据测定,年轻人腰椎间盘能经受 800 千克的压力,老年人也达 450 千克。人体 80% 的重量经过第 4、5 腰椎下传,当上肢持物、肩挑背扛等活动时受力就更大。

腰椎间盘原有血管分布,20 岁以后血液循环逐渐消失,成为一个无血管的组织。椎间盘所含水分也随年龄的增长而逐渐减少。在胎儿时纤维环、髓核的水分含量分别为 80% 和 90%,发育至成年时各减少 10%,到 30 岁左右分别降至 60% 和 75% ~ 78%。通常来说,具有正常结构并且富有弹性的腰椎间盘,与腰椎周围的其他组织一起,保证了脊柱腰段的如下功能(椎间盘主要功能)。

(1)保持腰段高度,维持身高,是维系两椎体之间高度的主要装置,腰椎间盘的厚度为腰部脊柱长度的 30% ~ 36%。

(2)连接上、下腰椎椎体,并使椎体之间有一定的活动度。

(3)维持脊柱生理曲度。腰椎间盘的形态前略厚、后略薄,腰椎体也呈前低后高形,特别是 $L_5 ~ S_1$ 椎体前低后高形态明显,形成了腰椎的生理前凸。腰椎的生理前凸一方面使腰段的肌肉与韧带处于相对的平衡状态,另一方面使腰的活动具有弹性。腰部椎体若因外力发生骨折或被不同程度的压缩时,腰部的生理曲度会发生变化。若腰部椎体的形态无变化,而生理曲度改变时,应考虑腰椎间盘的损害。

(4)腰椎间盘是腰椎活动的重要生理基础。腰椎间盘与椎体的附件(椎后小关节、椎体周围的横突、棘突和韧带),不但把脊柱腰段牢固地连接在一起,而且保证了腰段承重的需求和有限制的最大活动范围。腰椎间盘作为弹性的中心,为椎体向任何方向活动提供了支点,而椎体的附件则限制了腰段的活动范围。

(5)缓冲暴力、减轻振荡。由于弹性结构特别是髓核具有可塑性,在压力下可变扁平,使加于其上的力可以平均向纤维环及软骨板各方向传递;椎间盘是脊柱吸收振荡的主要结构,起着弹性垫的作用,使由高处坠落或肩、背腰部突然负荷时,可以缓冲这些作用力,起到保护脊髓及脑部重要神经的作用。

3. 腰椎生理曲度有哪些特点?

了解人体的腰椎生理曲度,可帮助人们更好保护腰椎。人类的脊柱有 2 个生理前凸,即颈椎和腰椎;2 个生理后凸,即胸椎和骶椎。它们的形成与人类的直立行走有很大关系。当人体腰椎生理曲度正常时,腰椎向前凸,椎体之间前宽后窄,髓核中间的受力方向向前。一旦久坐导致腰椎生理曲度消失或改变时,椎间隙前窄后宽,椎间盘中髓核受力方向朝向后方,就容易导致腰椎间盘突出。脊柱的 4 个生理曲度的特殊形态,使脊柱具有弹簧一样的功能,可增加负重,吸收振荡。尤其是第 1、2 腰椎所处位置重要,在后凸转变为前凸的交汇处,受力颇大,在暴力作用下最容易受到损伤,发生骨折和脱位。第 3 腰椎位于正中,是 5 个腰椎协调活动的中心,它两侧的横突最长,受肌肉的牵拉力量最大。它不像第 1、2 腰椎有肋骨保护,也不像第 4、5 腰椎有髂骨保护,所以第 3 腰椎横突最容易受损伤,使横突附近发生无菌性炎症,引起腰痛症状。

4. 什么是腰椎间盘突出?

认识腰椎
间盘突出症

腰椎间盘突出是影像学的描述,只是在 CT 或核磁片上显示了椎间盘向不同的方向有突出(包括膨出、突出或脱出),但是这些病不一定会引起临床症状,突出程度越重,引起症状的可能性就越大。

腰部疼痛不适的原因有很多,只有因为腰椎间盘突出导致腰部疼痛、活动受限或下肢疼痛、麻木、无力等一系列症状时才能称为腰椎间盘突出症,是较为常见的腰椎疾患之一,主要是因为腰椎间盘各部分(髓核、纤维环及软骨板),尤其是髓核,有不同程度的退行性改变后,在外力因素的作用下,椎间盘的纤维环破裂,髓核组织从破裂之处突出(或脱出)于后方或椎管内,导致相邻脊神经根遭受刺激或压迫,从而产生腰部疼痛、一侧下肢或双下肢麻木、疼痛等一系列临床症状。腰椎间盘突出症以 L_{4-5}、$L_5 \sim S_1$ 发病率最高,约占 95%。

腰椎间盘突出症经过休息或者治疗后,症状减轻或消失,但椎间盘突出在影像检查上仍然存在,突出的椎间盘一般不会完全回纳,只是解除了对局部组织的压迫症状,一般经过半年以后,突出的椎间盘在一定条件下会逐渐地被吸收变小。

5. 引起腰椎间盘突出症的原因有哪些?

好好的椎间盘怎么就突出了呢?有些人觉得自己并没有明显的诱因就

出现了症状,有些人感觉自己用力不当后出现了症状。引起腰椎间盘突出的原因有哪些呢？其实不外乎有患者自身原因和外力因素。自身原因有以下几个方面。

(1)腰椎间盘的退行性改变是基本原因:髓核的退变主要表现为含水量的降低,并可因失水引起椎节失稳、松动等小范围的病理改变;纤维环的蜕变主要表现为坚韧程度的降低。

(2)损伤:长期反复的外力造成轻微损害,加重了退变的程度。

(3)椎间盘自身解剖因素的弱点:椎间盘在成人之后逐渐缺乏血液循环,修复能力差。在上述因素作用的基础上,某种可导致椎间盘所承受压力突然升高的诱发因素,就可能使弹性较差的髓核穿过已变得不太坚韧的纤维环,从而造成髓核突出。

(4)遗传因素:腰椎间盘突出症有家族性发病的报道,有色人种本症发病率低。

(5)腰骶先天异常:包括腰椎骶化,小关节畸形和关节突不对称等因素可使下腰段承受的应力发生改变,从而构成椎间盘内压升高,易发生退变和损伤。

在椎间盘退行性变的基础上,某种可诱发椎间隙压力突然升高的因素可致髓核的突出。常见的诱发因素如下。①腹压增高:剧烈咳嗽、便秘时用力排便等。②长期不良姿势:如跷二郎腿、"葛优躺"、长期直立工作、经常穿高跟鞋等。③寒冷:寒冷或潮湿会引起小血管收缩、肌肉痉挛,使椎间盘的压力增加,也可能造成退变的椎间盘破裂。④职业因素:司机、教师、工人等长期处于坐位和颠簸状态,易诱发腰椎间盘突出。

在自身原因和外力因素的共同作用下腰椎间盘就突出了,所以想要防止腰椎间盘突出,日常生活中要注意预防,一旦出现腰部不适的症状就要及时卧床休息,避免诱发因素使症状加重。

6. 腰椎间盘突出症有哪些临床表现?

腰椎间盘突出症因突出的位置,个体差异,病程的时间等原因,症状表现也不一样,由于腰椎间盘退变损伤,髓核突出刺激压迫神经根或马尾神经,出现一系列的症状和体征。

(1)腰部疼痛:大多数腰椎间盘突出的患者都有腰痛,有些患者可在有明确的扭伤或外伤后出现,但有的患者却无明显的诱发因素。腰痛的范围比较广泛,但主要在下腰部及腰骶部,以时重时轻的钝痛为主,急性期可有撕裂样锐痛,平卧时疼痛可以减轻,久坐或弯腰活动时疼痛加重,疼痛可使腰部活动受限。还有一些患者先出现腰痛,一段时间后出现腿痛,同时腰痛自行减轻或消失,来就诊时仅主诉腿痛。

(2)一侧或是双侧下肢放射痛:下肢放射痛可在腰痛发生前出现,也可在腰痛发生后同时出现。疼痛主要沿一侧或双侧臀部到大腿及小腿后侧至足跟或足趾,呈放射性刺痛,严重者可呈电击样疼痛。为了减轻疼痛,患者往往采取屈腰、屈髋、屈膝、脊柱侧弯的保护性姿势。放射痛一般发生在一侧下肢,即髓核突出的一侧,少数中央型突出患者可出现双侧下肢放射痛,一般一侧轻,一侧重。下肢放射痛的直接原因是因为突出物及其代谢产物对神经根的刺激造成。

(3)下肢麻木及感觉异常:下肢麻木的发作一般在疼痛减轻以后或相伴出现,主要是突出物压迫神经根的本体感觉和触觉纤维造成。麻木或感觉减退区域与受累的神经根相对应。下肢的感觉异常主要是发凉,患肢温度降低,尤以足趾末端最为明显,这是由于椎间盘的交感神经纤维受到刺激,引起下肢血管收缩的缘故。

(4)肌力减弱或瘫痪:突出的椎间盘压迫神经根严重时可造成神经变性、坏死而致所支配的肌肉力量下降甚至瘫痪。临床上如 L_4/L_5 椎间盘突出症患者,L_5 神经根受压麻痹,可造成踝背伸肌力及踇趾背伸肌力下降,表现为足下垂症状。

(5)间歇性跛行:患者行走时,随着行走距离的增加,腰腿痛症状会逐渐加重,休息一段时间后又可再次行走,行走一会又出现相同的症状。这是由于腰椎间盘突出后造成腰椎管相对狭窄所致。

(6)马尾神经症状:当突出的椎间盘压迫马尾神经时,可引起马尾神经症状,表现为鞍区感觉减退或消失;勃起功能障碍,括约肌功能障碍,大小便失禁;肛门反射及球海绵体反射减退或消失;双下肢感觉及运动障碍、肌张力降低,腱反射消失。

腰椎间盘突出症的症状会根据治疗情况不断地变化,医生会根据患者的症状体征变化来判断症状为椎管内的病变还是椎管外的病变,进而采用不同的治疗方法。所以观察病情的变化非常重要。

7.日常生活中如何保护我们的腰?

如何保护
我们的腰

在日常生活中,我们不经意的动作或者姿势可能会给腰部带来负担。虽然不会突然出现腰痛,但是错误的动作或者姿势日积月累,对腰部的负荷不断增加,最后引起腰痛。据目前统计资料表明,腰椎间盘突出症的发病率达15.2%,全国约有2亿腰椎间盘突出症患者。在生活中保持腰部的正确姿势,可有效减轻腰椎退变的速度,减少腰椎间盘突出症的发生。

保持正常的姿势对于腰部来讲,最好的姿势是腰椎稍微弯曲前倾,脊柱呈平缓的S形。腰部的弯曲过于向前或者向后都是不良姿势。

生活中的
正确姿势

弯腰去穿鞋或捡东西都会加重腰部的负担,所以捡东西时蹲下来、在椅子上坐下来挺直腰去穿鞋会比较好。

生活中的
不良姿势

在拿放在高处的东西时,踮脚尖会导致身体往后仰,在这种状态下,拿重物对腰椎的负荷更大。这个时候不要觉得麻烦,找一个凳子站上去,以平稳的姿势去拿会好得多。

在厨房干活的时候,我们不知不觉地就驼背了。驼背的姿势会导致上半身的重心前倾,增加腰椎与腰部韧带的负荷。可以找一个凳子,单脚放上去,这样可以避免腰部弯曲,两只脚要频繁交换。在使用吸尘器时,也容易驼背。远的地方不要勉强弯腰去清扫,要频繁活动。

在搬重物时需要注意,双腿直立,腰部下弯去捡地上的东西都会增加腰部的负担,更别说搬重物了。实际上有很多人都是因此而扭伤了腰。而双腿打开,身体下蹲之后利用腿部肌肉的力量抬起重物则不易受伤。以直腿站立的姿势去捡一个东西,即使是一支钢笔,腰部也必须大幅度弯曲,导致腰椎负荷增加。而身体下蹲,单膝着地捡东西则比较省力。

在日常生活中,两手各拿一个购物袋比单手拿更容易保持身体平衡。如果是单肩包,要经常换肩膀背。

打喷嚏时,头部前倾,也会对腰部产生负荷。打喷嚏时,可以用一只手扶着墙壁或书架,缓解对腰部的冲击力。

不要长时间弯腰,不要久坐。

不要使用爆发力,不要剧烈运动,避免外伤。

不要睡太软的床。

8. 腰椎间盘突出症的治疗方法有哪些?

腰椎间盘突出症根据患者的症状和体征,病程长短,个人情况等不同,选择的治疗方法很多,主要有以下方法。

(1)手法治疗:手法是治疗腰椎间盘突出症的主要方法之一,手法可以通过外力直接作用于损伤部位,通过手的力量和技巧,来调节脊柱生理、病理变化而达到治疗目的。归纳起来,手法治疗的作用有以下几种。①促进炎症递质和炎症细胞的吸收,水肿的消退;②调整腰椎间盘与神经根的位置关系,减轻或解除神经根受压症状;③可促使突出的腰椎间盘部分还纳;④松解神经根粘连;⑤松解肌痉挛,矫正腰椎侧凸、棘突偏歪和小关节紊乱,使腰椎恢复正常解剖序列;⑥镇痛及提高组织痛阈。

在腰椎间盘突出症的急性期,或伴随较为严重的基础性疾病时,不能进行手法治疗,如严重的高血压、心脏病等。

(2)牵引治疗:腰椎牵引可恢复腰椎正常生理曲度,调节椎间隙及椎间孔的大小,降低腰椎间盘内的压力,改变突出的椎间盘与神经根的关系,使神经根所受的刺激或压迫症状得以缓解,减轻或解除症状。

(3)骶疗:骶疗也叫骶管滴注疗法,是治疗腰椎间盘突出症的一种保守疗法。它是通过骶管经硬膜外腔注入药物,药物直接作用于突出的椎间盘和受压的神经根,液体冲击神经根与椎间盘间隙,减轻神经根粘连,消除局部炎症,促进损伤的神经根修复,使局部无菌性炎症和神经根水肿引起的症状得到缓解。

(4)药物治疗:①非甾体类镇痛药如吲哚美辛、布洛芬、苄达明等。②中枢性肌肉松弛剂如氯唑沙宗,对缓解肌肉疼痛有一定作用。③利尿剂或脱水剂,以消除神经根水肿。④神经营养药:维生素 B_1、甲钴胺等。⑤活血化瘀及补益肝肾的中药。

(5)佩戴腰围的作用。

制动作用:当佩戴上腰围时,对腰椎的活动,尤其是前屈活动会起到限制作用,使腰椎局部组织可以得到相对充分的休息,缓解肌肉痉挛,促进血运的恢复,消散致痛物质,使神经根周围及椎间关节的炎症反应得以减轻或消失。

保护作用:由于腰围能加强腰椎的稳定性,因此当腰椎间盘突出症的患者经卧床或牵引治疗后,开始下地活动时,常佩戴腰围以加强保护,使腰椎的活动量和活动范围受到一定限制,达到巩固前期治疗效果的目的。

(6)功能锻炼:功能锻炼的目的是增加腰背肌力量,扩大椎管容量,纠正腰部畸形。多数患者是在疼痛明显减轻后逐渐开始,先易后难。开始时可在仰卧位屈膝下抬起腰部和臀部,重复 5～10 次,每次在抬起腰臀部后维持10 秒再接着做下一次;待练习 3～4 周后,可采取俯卧位下练习腰背肌,类似两头跷,俗称"小燕飞";进行倒走训练对腰背肌也能够起到锻炼作用,简单易做,但一定要在开阔平坦的地方或广场进行练习,确保脚下安全,以免跌倒。无论哪种锻炼方法,都应该循序渐进,逐步进行,切不可贪功求快,否则适得其反。每次锻炼都应以不疲劳为度。

另外,腰背肌锻炼要从年轻时开始,不要等到腰椎间盘突出已发生再去锻炼腰背肌。

(7)手术治疗:椎间盘摘除术、椎间盘摘除内固定术、射频消融术、椎间盘镜下摘除术等。

9. 腰椎间盘突出需要手术治疗吗?

不是所有的椎间盘突出症都能通过非手术治疗痊愈,有一部分患者需手术才能解除病痛。需手术治疗的腰椎间盘突出症有以下几种。

(1)反复发作的腰椎间盘突出症:如经过正规的保守治疗(至少 3 个月),病情时好时坏,反复出现或逐渐加重,出现了腿部疼痛或麻木。这时候椎间盘的纤维环可能已经破裂,椎间盘的突出部分压迫神经根,药物、手法难以缓解。

腰椎间盘
突出症非
手术康复

（2）椎间盘突出合并有腰椎管狭窄：椎管是由椎骨和周围组织共同形成的长管状结构，神经在里面走行。椎管就像一个房间，椎管狭窄就像房间变小了。椎间盘一旦突出，神经躲避的空间就相对变小，这时候虽然椎间盘突出不重，但患者所表现的疼痛或麻木很重。有的患者行走 100～200 米就不得不停下来休息会儿，才能继续行走，我们称为间歇性跛行。这时候就只有通过手术把狭窄的椎管容积扩大，彻底解除压迫，才能缓解或消除症状。

（3）椎间盘脱出：有的患者椎间盘突出时间较长，由于种种原因或害怕手术而拖延，最后椎间盘脱出。有的人就是因为咳嗽或打了一个喷嚏，症状突然加重，甚至出现肢体瘫痪、大小便失禁等马尾综合征表现。这时候需要尽快手术解除神经压迫症状，否则很难恢复。也有一部分患者在椎间盘突出变为脱出后，腰腿痛的症状反而缓解，是因为脱出后，髓核位置发生改变，对神经根的压迫减轻。但这种缓解只是暂时的，因为脱出的髓核会在局部产生无菌性的化学炎症，其结果是逐渐出现小腿或足部麻木，甚至会阴部麻木。随着时间的推移，脱出的髓核最终会粘连在某一个部位，腰腿痛又会逐渐出现。粘连会增加手术的难度。所以对于髓核脱出，一般都建议手术。

（4）有的人虽然发作时间不长，但疼痛剧烈，下肢症状明显，难以行动和入睡。患者必须将身体处于某个姿势才能缓解，甚至只能采取跪位。这种情况一般是椎间盘脱出直接严重压迫神经所致，此时保守治疗一般无效，建议尽早手术。

10. 腰椎间盘突出症术后护理应注意什么？

腰椎的手术虽然没有颈椎的风险那么大，但手术后正确的护理有利于疾病的康复和避免手术后并发症，术后护理应注意以下几个方面。

（1）体位：术后去枕平卧 6 小时，保持呼吸道通畅。6 小时后每 2 小时翻身 1 次，以防止压力性损伤发生。翻身时轴线翻身，防止脊柱扭曲。

（2）注意观察双下肢感觉、运动及大、小便情况并与术前相比较。

（3）管道护理：保持引流管通畅，翻身时应注意不能把引流管拽掉，另外盛引流液的袋子不能高于伤口，以免引流液逆流造成感染。

（4）饮食：术后无恶心、呕吐胃肠道不适者，护士测生命体征正常，听诊肠鸣音正常者可先饮水 30～50 毫升半小时后无异常者可进流食。逐步过渡为稀饭、软面条、甜面片、软米饭、素包子、新鲜水果、蔬菜等。大便通畅后，适当增加牛奶、瘦肉、蛋类等摄入。忌食辛辣、油腻、生冷及较硬的食物。

（5）功能锻炼：术后可做踝关节跖屈背伸、直腿抬高（可防止神经根粘连）锻炼，每日 2～3 次，每次 10～15 分钟。后期根据手术方式选择腰背肌锻炼的方法及时间。

腰椎疾病患者术后健康教育

11.腰椎间盘突出症为何复发率高?

很多人感觉平时很注意,但还是时不时地会出现症状,有些患者已经做过椎间盘摘除术了, 还是复发了,腰椎间盘突出症为什么容易复发呢?

腰椎间盘突出症经过治疗后,虽然症状减轻,因纤维环破裂及活动时椎间盘局部压力大,使突出的椎间盘并未完全还纳,只是压迫神经根程度有所缓解,或者是和神经根的粘连及神经根的水肿炎症减轻。

腰椎间盘突出症患者病情虽已稳定或痊愈,但在短时间内,一旦劳累或腰部扭伤可使椎间盘再次突出,可能导致本病复发。

在寒冷、潮湿季节未注意保暖,风寒湿邪侵袭人体的患病部位,加之劳累容易诱发本病的复发。

术后的患者虽然该节段椎间盘已摘除,但手术后该节段上、下的脊椎稳定性欠佳,故在手术节段上、下二节段的椎间盘易突出,而导致腰椎间盘突出症的复发。

12.如何正确佩戴腰围?

由于人在直立时腰椎承担着上半身大部分的重量,佩戴合适的腰围,腰围产生的围裹力及紧张的腹肌也可传递重量。这样腰椎的受力就大大减小,椎间盘对神经根的压迫也可得到明显缓解。

(1)首先选择合适的腰围,不要使用过窄的腰围,以免腰椎过度前凸;也不要使用过短的腰围,以免腹部过紧。佩戴时腰围的上缘须达肋下缘,下缘至臀裂。一般可先试戴半小时,以无不适为宜。

(2)佩戴腰围时间可根据病情掌握,一般使用时间以4~6周为宜。

(3)佩戴腰围以后注意避免腰部过度活动,一般以完成日常生活、工作为度。腰围仅限制了腰部屈曲等方面的活动,而不能减少重力,所以仍应避免剧烈活动和过度负重。

(4)在症状逐渐消退、体征逐渐变为阴性以后,可在医生的指导下去掉腰围,逐渐恢复腰的正常活动。但在外出时,特别是要久行、久坐时还需佩戴。

(5)在佩戴腰围期间,加强腰背肌锻炼,以防止和减轻腰肌失用性萎缩。

(三)急性腰扭伤

1.什么是急性腰扭伤?

急性腰扭伤是运动时滑倒、姿势不当或用力不当造成的腰部损伤,还指在提拉、推抬重物时姿势或用力不当造成的腰部损伤。急性腰扭伤损伤的部位包括腰椎肌肉损伤,表现为腰部及两侧剧烈疼痛或活动受限;腰部韧带损伤,表现为腰部韧带即脊柱中间疼痛;腰椎小关节紊乱或错位,表现为剧烈疼痛,活动完全受限。

2. 如何判断急性腰扭伤?

患者伤后立即出现腰部疼痛,呈持续性剧痛,次日可因局部出血、肿胀,腰痛更为严重;也有的只是轻微扭转一下腰部,当时并无明显痛感,但休息后次日感到腰部疼痛。腰部活动受限,不能挺直、俯、仰、扭转感到困难,咳嗽、喷嚏、大小便时可使疼痛加剧。患者常为了减轻疼痛,站立时用手扶住腰部,坐位时用双手撑于椅子上。

腰扭伤后腰部一侧或两侧当即发生疼痛;有的当时不痛,受伤半天后或隔天才出现疼痛、腰部活动受限,静止时疼痛稍轻、活动或咳嗽时疼痛较甚。检查时局部肌肉紧张、压痛及牵引痛明显,但无淤血现象。急性腰扭伤损伤部位不同,症状也不一样。

3. 什么样的人容易急性腰扭伤?

急性腰扭伤,俗称"闪腰",在腰椎软组织损伤中最为常见,以体力劳动者、偶尔参加运动而准备活动又不够充分者为多;后者多为脑力劳动者,常年室内工作,缺乏体育锻炼。

易发人群中,男性较女性多见,以青壮年为主,年幼及年老者相对较少。虽可见于各行各业,但60%以上为重体力劳动及运动员等活动量较大者。病变的范围则包括下背部至骶髂部的肌筋膜组织。

4. 急性腰扭伤了怎么治疗?

急性腰扭伤的治疗首先要在明确诊断的基础上才能进行。

外伤的修复主要靠安静固定,自然愈合。损伤的部位、程度不同,要求固定的时间也不同。外伤早期应用消肿止痛的外用和内服药;外伤后期应以改善循环、促进代谢、利于修复为目的。

卧床制动休息是治疗软组织损伤最主要的方法之一。急性期要避免再次出现腰部损伤的姿势、诱因,可口服消炎止痛药物。如果1周不能有效缓解,建议患者速至当地医疗门诊、机构求治。

5. 急性腰扭伤多久能康复?

急性腰扭伤后可以进行手法复位、针灸、理疗、局部外用膏药等治疗,经过3~5天的治疗,水肿期度过之后,患者疼痛的症状会得到明显的缓解,可以下床活动。活动量不能过大,要循序渐进、逐渐增加。一般2~3周的时间,急性腰扭伤所导致的损伤才能够完全愈合。

6. 急性腰扭伤后期的锻炼方法?

急性腰扭伤急性期不可锻炼,后期疼痛缓解且排除其他疾病后,才能选择做腰背肌锻炼治疗。如果诊断不明确,治疗效果不好,盲目地进行运动治疗是危险和有害的。

(1)卧位背伸肌锻炼:分为以下几种。

三点支撑法:经五点支撑锻炼后,腰部肌肉较好者可把双臂置于胸前,以头及双足三点做支撑,用力作拱腰锻炼,反复多次。

四点支撑法:即在前者的基础上,以双手、双足四点支撑做拱桥式锻炼,反复多次。

五点支撑法:取仰卧位,双侧屈肘、屈膝,以头、双足、双肘五点做支撑,用力将腰拱起(亦可用双手掌托腰拱起),反复练习。

(2)俯卧位锻炼:①抬头挺胸伸臂俯卧,两上肢紧贴于躯干两侧伸直,做抬头挺胸,反复练习;②伸直抬双腿:基本姿势同前,将抬头挺胸改为伸直抬双腿,反复练习;③抬头挺胸抬腿(俗称"小燕飞"):结合前两者,以腹部着床,头、手胸及两下肢一起上抬,反复多次。

腰背肌锻炼应循序渐进地进行。腰背肌锻炼的强度要逐渐增加,运动强度过大容易造成软组织损伤,达不到治疗的目的。应在医师或专业人员指导下进行。开始锻炼时,应有专业人员在场指导并做好示范,起始的运动强度和运动幅度不应过大。运动强度应个性化,对于不同身体状况、不同病情的患者,运动量要有变化。在制订运动及锻炼计划时,要考虑到患者的承受能力,特别应注意患者心肺功能状态。

7. 日常生活中怎样预防急性腰扭伤?

急性腰扭伤的根本原因在于日常工作和生活中患者的姿势和体位不正确,使腰部肌肉处于过度紧张的状态,外力过于集中在局部肌肉或软组织,造成扭伤,从而产生疼痛等临床表现。预防急性腰扭伤应注意以下几点。

(1)腰部用力前应做好准备工作。腰部突然发力是急性腰扭伤的重要发病原因。因为此时肌肉处于放松状态,不能适应瞬间的收缩和紧张,从而出现牵拉扭伤。为了解决这个问题,人们在做剧烈运动、强体力劳动或搬重物时,应做好充分的准备:用力前向身体各方向伸屈及旋转一下腰部,使肌肉兴奋起来;亦可在运动前用手掌或拳头叩击腰部,提高腰部肌肉神经的兴奋性;再如,在用力前用一个较宽、较硬的腰带围于腰间起辅助及支撑作用。这些方法都可以起到预防腰部急性腰扭伤的作用。

(2)工作或劳动时应选择正确的姿势。当搬动一个重物时,应先下蹲再起立,目的是尽量使重物靠近身体,从而减少腰部及腰椎的受力。研究证明,搬运同样重量的物体,弯腰去搬,则物体远离身体,腰部受力必然增加,容易引起急性腰扭伤。同样道理,搬运重物时,肩扛和背运的方法比双手托举的方法更利于预防急性腰扭伤。如果双手托运重物时,腰部后倾比腰部前倾更适合人体力学特征,也利于急性腰扭伤的预防。其基本原理都在于使重物尽量靠近身体的轴线或腰椎,减少腰部肌肉不合理的受力。

8. 急性腰扭伤应如何处理?

急性腰扭伤现场急救正确的做法是:立即让伤员平卧在硬板床上休息,以减轻伤痛和肌肉痉挛。在急救现场如无硬板床,则可直接平卧在地上,再设法找到门板、宽木板等,将伤员水平搬上,腰部两侧塞垫衣物固定使腰部制动,然后转送医院接受治疗。

急性腰扭伤该如何处理

(四)胸腰椎压缩性骨折

1. 什么是胸腰椎压缩性骨折?

胸腰椎椎体压缩性骨折是椎体骨折的一种类型,是指以胸腰椎椎体纵向高度被"压扁"为主要表现的一种脊柱骨折,也是脊柱骨折中最多见的一种类型。由暴力引起,最常见的为椎体前缘高度降低的前方楔状骨折,此外还有侧方压缩骨折,即椎体两侧高度不一样。胸腰段是受力的转折点,2 个生理弯曲的交汇处,活动度大,应力集中,故易骨折,临床多以第 11、12 胸椎和第 1、2 腰椎骨折最为多见。

胸腰椎压缩骨折

2. 胸腰椎压缩骨折的常见原因有哪些?

间接暴力:最常见。多见从高处跌落,臀部或双足着地后,力向上传导致腰部椎体引起椎体压缩性骨折;或者是重物从高处掉下冲击头、肩、背部,力向下传导到腰部椎体导致骨折。

直接暴力:平时少见。可见于交通事故、火器伤,或是腰部被直接打击等。

病理因素:脊柱有病变如脊柱结核、脊柱肿瘤等原因致椎体骨折,骨质疏松骨折也可以算是病理骨折。很多老人不明原因或者是轻微的外力就发生了腰部的疼痛,活动受限,有可能是发生了腰椎压缩性骨折,需到医院检查确诊治疗。

3. 胸腰椎压缩性骨折主要有哪些表现?

胸腰椎压缩性骨折多发生于下胸段和上腰段。应仔细了解损伤史,患者主诉背痛,不敢活动,翻身时痛甚,可妨碍站立行走,如果压缩程度较重,后柱的棘突或韧带有损伤,产生后凸畸形,或出现肿胀瘀斑。压缩叩击痛常见,胸腰椎活动受限。胸腰椎压缩性骨折大部分为稳定骨折,少有脊髓损伤瘫痪者。伴有脊髓损伤时,损伤平面以下的感觉、运动或大、小便功能出现不同程度的障碍。

4. 跌倒后腰部疼痛,但可以行走,是胸腰椎压缩性骨折吗?

急性腰扭伤、腰部软组织损伤、胸腰椎压缩骨折均可引起腰背部疼痛,下肢均可行走,要确诊胸腰椎压缩骨折,需做进一步的影像学检查。确诊胸腰椎压缩骨折后,必须要卧床,保持脊柱的制动,避免因骨折部位的异常活动而加重骨折并造成脊髓损伤。

5. 胸腰椎压缩性骨折常用的治疗方法有哪些? 有什么适应证?

胸腰椎压缩骨折因患者的年龄、受伤原因、个人体质等因素,可以选择不同的治疗方法,可以局部贴膏药固定,佩戴腰围护具,严格卧床制动,如疼痛严重影响生活,可以选择骨水泥椎体强化治疗,这样能快速减轻疼痛,可下床活动,减少卧床带来的并发症。如患者为年轻人,因暴力引起的骨折,一般选择手术内固定治疗,避免腰椎压缩导致椎体高度降低而诱发慢性腰痛。

(1)非手术治疗:单纯胸腰椎压缩性骨折压缩较轻无神经损伤症状者可采取保守治疗方法,如平卧硬板床,轴线翻身,即患者仰卧,看护者站于患者一侧,嘱患者对侧腿屈膝屈髋,看护者一只手扶患者肩部,另一只手扶患者髋部,同时用力将患者翻至近看护者一侧。翻身时避免躯干扭曲,患者配合绷紧躯干的肌肉。必要时腰背部垫沙袋,以此做支点利用躯干重力保持脊柱背伸,以牵拉楔形压缩的椎体,改善纠正畸形,使骨折复位。也可采用"两桌复位法"或"双踝悬吊复位法"或手法正骨等方法使骨折复位。复位后卧硬板床4~6周,根据骨折情况佩戴腰围或者胸腰椎支具下地行走。此方法因卧床时间久,易产生压力性损伤,坠积性肺炎等并发症,复位效果有时不理想,影响患者生活质量等因素目前应用日益减少。

(2)微创介入骨水泥椎体强化疗法:方法有经皮椎体成形术(简称PVP)和经皮椎体后凸成形术(简称PKP)。适用于骨质疏松性椎体压缩性骨折、多发性骨髓瘤、转移性肿瘤或怀疑骨转移性瘤、血管瘤,且无严重神经并发症,椎体后壁完整,伴有严重背部疼痛的患者。

(3)手术治疗:切开复位内固定术,合并有椎管内占位的同时行减压术。适用于年轻、骨质结构良好、有椎管内占位合并有神经症状的患者。

6. 椎体成形术(PVP)和椎体后凸成形术(PKP)有何不同?

这两种成形术都是脊柱压缩性骨折的微创治疗方法。经皮椎体成形术(PVP):1987 年始于法国,1997 年在美国用于治疗椎体肿瘤,后延伸治疗骨质疏松压缩性骨折。方法:在 C 型臂(血管造影机)或 CT 引导下,经皮经椎弓根插入特制套管针至压缩骨折椎体中线前缘,加压注入骨水泥。经皮椎体后凸成形术(PKP):此法在椎体成形术的基础上,先用特制的球囊将压缩椎体复位,然后在低压下注入骨水泥,其主要作用有:①解除或减轻疼痛,改善患者生活质量;②不同程度恢复椎体高度;③纠正后凸畸形;④解除或减轻椎体塌陷引起的压迫。一般在术后 24 小时内疼痛缓解,总有效率达到90% 以上。

7. 胸腰椎压缩性骨折患者术前应注意什么?

睡硬板床,每 2~4 小时轴线翻身 1 次,以防止压力性损伤。搬运患者时,平抬平放,保持脊柱在一条直线,防止因搬运不当造成损伤加重。严禁下床活动,可在床上做四肢的主、被动活动以防止发生关节强直、肌肉萎缩及静脉血栓形成。观察双下肢感觉、运动及大、小便情况,如有异常及时处理。完善各项术前检查,清洁胸腰部皮肤,练习俯卧或侧卧达 30 分钟以上,保持心理平静及充足的睡眠。

8. 腰椎压缩性骨折患者术后应注意什么?

腰椎压缩性骨折根据患者的受伤情况、有无合并神经受压、椎体的完整性、患者的年龄、身体素质等综合情况选择微创手术治疗,或切开复位固定手术,不同的手术方法,护理有所不同。

(1)PVP 和 PKP 术后平卧 2~3 小时,3 小时骨水泥固化后可轴线翻身,18 小时内患者绝对卧床,一般建议患者 24 小时骨水泥完全凝固后佩戴腰围下地活动。

(2)手术切开患者因全身麻醉的影响为保持呼吸道通畅,应去枕,术后颈下垫低小软垫,保持平卧 6 小时,6 小时后可以轴线翻身;密切观察生命体征变化情况;卧床期间应加强肺功能锻炼如腹式呼吸、咳嗽等,以防止坠积性肺炎发生;观察双下肢的感觉、运动及大、小便情况,并与术前作比较;观察伤口渗血情况,如渗血较多,应及时告诉医生或护士,防止发生低血压、休克等;在护士或康复师指导下进行四肢的功能锻炼,防止发生关节强直、肌肉萎缩或深静脉血栓,无神经症状者 1~2 周后遵医嘱佩戴腰围或支具下床站立行走,有脊髓损伤引起的双下肢感觉、运动及括约肌障碍者建议到康复医院进一步康复治疗。

9. 胸腰椎压缩骨折后饮食上注意什么?

骨质疏松引起的椎体压缩骨折患者,除在医生指导下抗骨质疏松药物治疗外,要加强钙质补充,增加富钙饮食如牛奶、奶酪摄入及维生素 A、维生素 C、维生素 D、维生素 K 的摄入,还要适量运动,多晒太阳以促进钙的吸收。供给足够的蛋白质(蛋、奶、鱼、虾、瘦肉、豆制品等)和食用健脾、补肾的食物;忌摄入糖、脂肪过多,忌嗜喝咖啡、忌烟酒。

暴力所致的青壮年椎体压缩骨折,因损伤引起腹后壁血肿,患者多伴有腹胀、便秘、肠蠕动减慢等,故骨折初期(1~2 周)饮食应以通络理气、清淡通便为主。如新鲜蔬菜、香蕉、萝卜、米粥、面条、素包子等,多进食高纤维食物,多饮水,坚持每天均衡饮食,按摩腹部,促进肠蠕动。骨折中期(2~4 周),此期肾气不足、筋骨未健,饮食上宜选用调和营血、和胃健脾、接骨续筋之物,可选用富含蛋白质、维生素、磷、钙质的食物,如牛奶、核桃、排骨汤、黑鱼汤、山楂粥、赤豆红枣粥等。骨折后期(5 周以上),肝肾不足、气血虚弱,饮食以补气养血、调养肝肾为原则,如骨头汤、乌鸡汤、人参汤、黄芪粥、动物肝肾、猪蹄、大枣、桂圆、枸杞、猕猴桃等。

(五)脊柱结核病

1. 脊柱结核是怎样传染的?

提起结核病,大家首先想到的是肺结核,少有人知道脊柱也会有结核。大多数患者的脊柱结核病早期都会被误诊。其实,脊柱结核往往是肺结核原发病灶中的结核杆菌经血液循环到达脊柱并潜伏,在机体抵抗力下降,如外伤、营养不良、过度劳累时,被抑制的结核杆菌迅速繁殖,突破纤维组织包膜,形成一个有临床症状的病灶。

2. 哪些人容易患脊柱结核?

脊柱结核病和肺结核病一样,任何人、任何年龄,只要感染了足够结核菌,全身免疫力降低时都可发病,临床上脊柱结核患者以 20~30 岁最为多见。早期多因患者认为是一般的腰椎扭伤而不被重视,不到医院就诊或误诊而延误病情,晚期椎体严重破坏,单纯的抗结核药物难以奏效,只能采取外科手术治疗,且病程长、致瘫率高,严重影响患者的身心健康。

3. 脊柱结核的高发部位有哪些？

脊柱结核是一种慢性疾病,是全身疾病的局部表现形式。脊柱结核发病率占全身骨关节结核的首位,绝大多数发生于椎体。按照部位来划分,在整个脊柱中,腰椎活动幅度最大,腰椎结核发生率也最高,其次是胸椎、颈椎。

4. 脊柱结核患者有哪些症状？

脊柱结核患者全身的症状主要是结核中毒症状,一般表现是低热(尤其是午后),盗汗(以夜间盗汗明显),疲乏、食欲减退、睡眠不佳、贫血等症状,同时伴有体重减轻。随着病情加重可有起床及行走活动困难。也有患者全身症状是由局部症状引起,如有的脊柱结核合并截瘫,会引起双下肢活动障碍、大小便失禁等。有的脊柱结核病变刺激神经根,引起神经根性疼痛,这会导致患者疼痛难忍,精神、食欲、睡眠差,这类患者临床很常见。如果伴有肺结核或胸膜炎也会有咳嗽、咳痰、胸痛、胸闷等症状。

5. 脊柱结核患者术前需要多长时间的抗结核治疗？

术前应规范抗结核药物治疗4~6周,至少2周。术后应继续完成规范药物治疗全过程。前面说过,结核是一种全身性疾病,脊柱结核是结核病的局部表现。所以无论哪里有结核病,都要先全身治疗。术前的抗结核治疗不单是治疗脊柱结核,还在于控制全身结核病在体内的活动。另外一个原因,在准备做脊柱结核手术前,其他部位的结核病变最好是局限的、稳定的,这样术后才可能不会造成结核病的播散,而播散有可能导致死亡的危险。

6. 脊柱结核患者都需要手术治疗吗？

并非所有的脊柱结核都需要手术治疗。如果早期能够及时诊断,并应用正规有效的抗结核和支持治疗,辅以充分休息和规律的床上肢体功能锻炼,多数脊柱结核患者不需要做手术即可治愈,且不伴有明显后遗症。对于骨质破坏严重、椎旁和(或)腰大肌脓肿较为明显的患者,一般来说经过积极的抗结核治疗2个月以上,结核中毒症状改善,即可考虑手术治疗。

7. 脊柱结核患者术前需要做哪些准备？

①术前遵医嘱行常规检查。②做好个人卫生,术前注意口腔卫生,三餐后漱口,早晚刷牙,剪指甲,理胡须。③手术前一天中餐可正常进食,晚餐食用清淡易消化的食物,术前10小时禁食水。④术后患者卧床,需要在床上

大、小便,所以术前就要开始进行床上大小便的练习。⑤保持呼吸道通畅。在护士的指导下进行深呼吸、有效咳嗽和咳痰训练,预防坠积性肺炎、肺不张的发生。⑥给予心理支持,树立信心,减轻恐惧,正确认识和接受疾病,理解手术的必要性,了解手术方法以及术后镇痛的良好效果。家属要关心体贴患者,给予心理和经济等方面的支持。手术前一日晚上保持充足的睡眠,必要时遵医嘱口服镇静药物。⑦术晨准备。手术当日早晨摘下首饰、眼镜,如有假牙摘掉假牙,手表交给家属保管,头发长的患者要把头发扎起来,并且不要化妆,以免影响医生观察病情。穿上干净的病号服,不着内衣内裤,排净大、小便后等待手术室人员来接。

8. 脊柱结核患者术后当天怎么翻身?

术后当天帮助患者采取合适的体位。患者由于脊柱手术后的不稳定性,一般术后要平卧 4 ~ 6 小时,4 ~ 6 小时后可以帮助患者做轴线翻身,即头、颈、躯干、下肢在一条直线上轴状滚动,既能减轻患者的切口疼痛,又能避免压疮的发生。为利于引流,可抬高床头支架呈 15 度,卧位可取左侧 45 度→平卧→右侧 45 度,缓慢翻身。

9. 脊柱结核患者术后需要卧床吗?

根据脊柱稳定性的情况而定,术前可以自行下床活动,术中所见椎体缺损较轻的患者,一般术后 2 周可试行下床活动。脊柱稳定性差,椎体缺损较大有明显压缩骨折者,建议卧床 3 个月。佩戴支具,在医生指导下下地。

10. 怎么缓解脊柱结核术后的疼痛?

引起脊柱结核术后疼痛有 2 个原因,一是脊柱结核病变本身对脊髓、椎旁神经影响所致的疼痛,如腰痛,双下肢疼痛等,另外一个原因是切口对肋间神经影响所致的术后疼痛或切口本身的疼痛。一般情况下,术中使用椎旁阻滞药物或者肋间神经阻滞药物来减轻疼痛。术后应用止痛药及时减轻疼痛,不让患者感到有疼痛困扰,是术后患者疼痛管理的目的。通常情况下,我们对术后的患者采用分级法评估疼痛程度(图 4),0 分为无痛,10 分为剧烈痛。1 ~ 3 分为轻度疼痛,4 ~ 6 分为中度疼痛,7 ~ 10 分为重度疼痛,根据疼痛程度分级并给予相应的止痛药物及措施。所以,术后患者有疼痛应及时告诉医生护士,以免因疼痛影响活动及饮食。

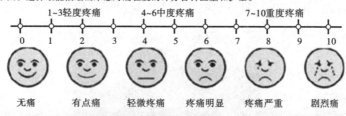

无须忍痛!疼痛能够而且必须得到控制!
请您根据下图,选择最能描绘出来您疼痛程度的评分告诉医生和护士。

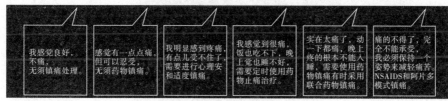

图4　疼痛严重程度的评估

11. 脊柱结核术后引流管怎么护理?

术后留置引流管的目的:①顺利引流出创腔内的脓液;②创腔内注入抗结核药物。因此,引流管的护理尤为重要,要确保引流通畅和预防逆行感染。妥善固定引流管,防止其扭曲和脱出,保持引流管路无菌、密闭、引流通畅,更换时夹闭,每1~2小时定时挤压一次,嘱患者不能随意抬高引流袋的位置。定时更换引流袋,更换时严格执行无菌操作,防止污染。翻身时候应随时注意防止胸腔引流管的牵拉或脱出。将引流瓶挂于床旁,不要随意放于地面,以防碰撞。不要自行拔出胸腔引流管与引流瓶的结合处、倾斜引流瓶或擅自开启引流瓶倒出引流液,或将引流管夹住等危险行为,以免造成危及性命的后果。密切观察引流液的颜色、量、性质并记录。尤其注意观察术后3小时内引流量,若引流量>100毫升/小时,应立即通知医师处理。保持伤口敷料干燥,观察手术切口渗血程度,渗血较多时及时给予更换敷料,必要时通知医师处理。

12. 怎样预防坠积性肺部感染?

由于术后咳嗽时伤口疼痛,患者不愿意咳嗽咳痰,容易引发肺炎及窒息。术后应正确咳嗽和有效咳痰。做深呼吸,用鼻缓慢深吸气,然后用嘴慢慢呼气。咳嗽时,先深吸气、屏气数秒,然后张嘴呼气,同时猛咳一声,在咳

骨科手术
并发症预防

嗽的瞬间将痰液咳出。咳嗽时,护士将手掌置于患者手术切口缝线的两侧,双手向切口中心部位适当用力按压,以减轻疼痛。翻身时轻叩背部,叩击时,将手固定成背隆掌空状,即手背隆起,手掌中空,手指弯曲,拇指紧靠示指,放松腕、肘和肩部,由下往上、由外向内叩背(图5),叩击力度适中,以促使痰液排出。如痰液黏稠不易咳出可遵医嘱给予压缩雾化吸入。

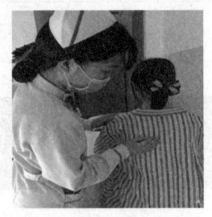

图5　叩背方法

13. 脊柱结核患者的饮食有哪些要求?

脊柱结核手术是全麻手术,一般术后清醒后如生命体征正常,无恶心、呕吐,护士听诊肠鸣音正常,可口服 30~50 毫升温开水。喝水 30 分钟后仍无异常感觉者,可进流质饮食,如米汤、面汤、菜汤等。术后第 2 天过渡到半流质饮食,比如面条、馄饨等,鼓励患者以少量多餐为宜,术后 3 天内避免进食牛奶、豆浆、甜食等胀气食物。饮食宜清淡,禁食辣椒等刺激性食物。第 4 天可以逐渐恢复至正常饮食,对于经腹部入路的手术患者来说,要待肠蠕动恢复即肛门有气体排出(俗称"放屁")后方可进流质饮食。胃肠功能恢复后应进高热量、高蛋白、高维生素、易消化饮食,如牛奶、鸡蛋、鱼、瘦肉、豆制品、蔬菜水果等,促进伤口与骨骼的愈合。

14. 术后还需要抗结核药物治疗吗? 药物治疗期间应注意什么?

脊柱结核手术治疗,仅清除病变部位的坏死组织,手术结束并不意味着彻底治愈了脊柱结核病,彻底杀死病变部位周围残留结核杆菌,还要给予12~18 个月的抗结核药物治疗。在漫长的服药期间,要避免漏服、错服或间断服药等现象发生。要注意药物不良反应,如异烟肼的不良反应为末梢神经炎、肝脏损害和精神症状;利福平和吡嗪酰胺的不良反应为胃肠道反应和肝脏损害;乙胺丁醇的不良反应为球后视神经炎和末梢神经障碍。用药过程中如果出现眩晕、口周麻木、肢端疼痛、耳鸣、恶心、肝肾功能损害等改变,及时报告给医生。如用药后体温下降、食欲改善、体重增加、局部疼痛减轻等,说明治疗有效。

抗结核治疗是机体与结核菌漫长的较量和抗争的过程,不想被结核菌"打垮",那就要坚持正确服药治疗,定期复查,树立信心,相信自己在医生的帮助下一定能治愈脊柱结核病。

15. 脊柱结核手术后患者怎样进行脊柱康复锻炼?

术后进行关节运动和肌肉力量锻炼,是为了防止肌肉萎缩、关节僵硬,预防术后神经根粘连及静脉血栓的形成,所以,手术后尽早的康复锻炼对脊柱的康复全关重要。

(1)术后第1天在护士指导下做被动的直腿抬高运动(图6,图7),1日3次,抬腿高度以患者能忍受为宜;护士指导家属做双下肢肌肉向心性按摩。

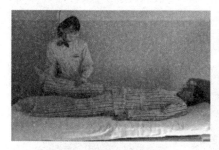 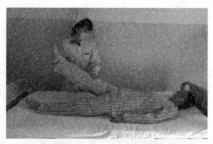

图6　直腿抬高运动　　　　　　图7　直腿抬高运动

(2)术后第2天,指导患者做主动的直腿抬高(图8)和膝、髋关节的伸屈运动(图9),截瘫患者做相应的被动活动。

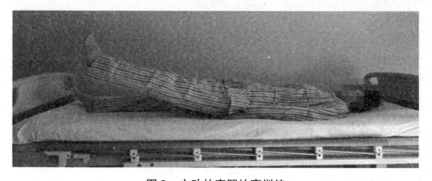

图8　主动的直腿抬高训练

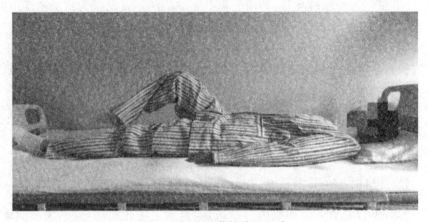

图 9　膝、髋关节的伸屈运动

(3)术后第 2 周,在医生护士的指导下做腰背肌的锻炼,如飞燕式、五点支撑法等。

飞燕式:俯卧于床上,双臂放于身体两侧,双腿伸直,然后将头、上肢和下肢用力向上抬起,如飞燕状,持续 5 秒,缓慢放下肌肉放松休息 5 秒,为一个周期(图 10)。

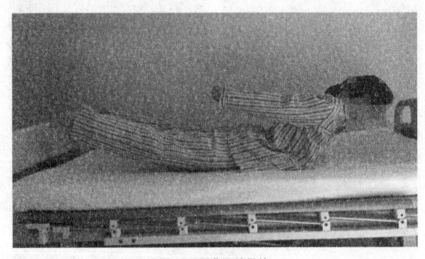

图 10　腰背肌的锻炼

仰卧位双膝屈曲,以足跟、双肘、头部当支点,抬起骨盆,尽量把腹部与膝关节抬平,然后缓慢放下,一起一落为一个动作(图 11)。

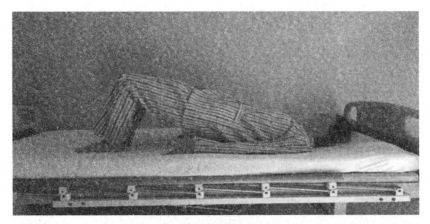

图 11　抬起骨盆锻炼

（4）术后第 3 周,在医生护士的指导下可以佩戴支具无负重行走,活动量以自己可以承受为准,但是要量力而行循序渐进。

（5）术后第 4 周,可以进行负重站立训练,可以在床旁进行负重的抬腿及屈膝屈髋运动、下蹲运动和缓步行走,但要保持脊柱的直立。运动量应由小到大,由少到多,以不感到疲惫为宜。

术后第 4 周评估前期训练效果,重新制订后期训练计划。

16. 出院后需要注意什么?

（1）术后必须坚持抗结核治疗,绝不能因手术后植骨、内固定或结核中毒症状消失而停药,否则结核容易复发。

（2）注意营养与休息,保证每天 2 个鸡蛋和 1 包牛奶。医生建议可以服用 21 金维他,富含多种维生素,同时预防感冒,避免过度劳累。

（3）继续卧床 3~6 个月,进行日常活动即可,腰部不能负重,避免剧烈的体育运动,仰卧时膝关节下垫软枕,不要长时间弯腰等。同时进行肢体及腰背功能锻炼。

（4）嘱患者按时服药,注意药物不良反应,每月复查一次肝肾功能,及时接受康复指导,直至骨性愈合完全康复。3 个月拍一次 X 射线。如有不适及时来医院复诊。

三、上肢疾病护理

(一)肩周炎

1. 什么是肩周炎?

肩周炎是肩关节周围炎的简称,发病年龄在40~70岁,以50岁多见,又有"五十肩"之称。它是以肩部疼痛和活动受限为主要特征的常见病。多见于肩部有扭伤、挫伤史,以及慢性肩部损伤者,或肩部常受风寒者。患者肩关节僵硬,活动困难,好像冻结在一起一样,因此又叫作"冻结肩""凝肩"。

2. 哪些原因易引起肩周炎?

肩周炎的发生发展是多种因素相作用的结果,多种发病原因相互作用共同导致本病的发生。同时本病还与患者的年龄、体质及激素水平密切相关。

(1)劳损:肩关节的退变、肩部软组织退变及肩部骨结构的退变是肩周炎发病的重要基础。由于肌腱本身的血液供应较差,而且随着年龄的增长而发生退行性改变,加之肩关节在生活中活动比较频繁,周围软组织经常受到来自多方面的摩擦挤压,因而容易发生慢性劳损。

(2)外伤:外伤是肩周炎发生、发展重要的诱发因素之一。在我们日常生活中常常能遇到肩关节损伤的情况,如骑车跌倒、车祸等,造成上肢损伤需要固定,影响肩关节的活动度。创伤使肩部肌肉韧带部分断裂,组织间出血,出血过多可使组织间机化、粘连,而断裂的韧带、肌纤维、肌腱和关节囊,在修复过程中可产生瘢痕,也会造成组织的粘连和挛缩,产生无菌性炎症,由于创伤后形成的瘢痕以及固定后限制肩部的活动,久而久之使功能受限严重影响患者的生活从而形成"创伤性肩周炎"。

(3)风寒湿邪:风寒湿邪亦是肩周炎的重要诱发因素之一。风寒侵袭刺激肩周软组织时可引起肩关节周围肌肉酸痛,使肩部软组织产生保护性肌紧张,长时间的肌紧张状态会使局部软组织疲劳而致损伤。反复受寒使肩部疼痛逐渐加重进而影响肩部活动。

(4)颈椎病:患者先以颈椎病起病,神经根受到刺激引起肩臂疼痛,甚至手指麻木,长期疼痛和肌肉痉挛,使关节活动减少,肩周围肌肉失用性萎缩,肌力下降,活动范围减小,血液循环受到限制,组织水肿、关节液分泌减少,导致粘连和僵直。

综上所述,到目前为止,肩周炎的发病原因仍是众说纷纭,尚无定论。究其原因,一是肩关节周围炎本身的复杂性决定的,单从某一个角度难以全面地揭示其本质。各种不同的观点正说明了肩周炎病理机制的复杂性。二是对肩周炎研究的对象不同,即使采用相同的研究手段,得出的结果也必然各不相同。

3. 肩周炎有哪些临床表现?

肩周炎每个时期症状不同,常见症状为肩关节疼痛,活动受限,上臂不能抬起,不能触及头颈部,有时夜间疼痛加重而不能入睡等。

(1)疼痛:疼痛是肩周炎的首要表现。疼痛以夜间为甚,睡觉时常因肩怕受压而特定卧位,翻身困难,疼痛不止,不能入睡;疼痛随劳累、天气突然变化而加重,疼痛由间断性逐渐发展为持续性疼痛,同时,肩关节周围软组织有广泛的压痛点。

(2)活动受限:活动受限是肩周炎的主要体征。随着疼痛的逐渐加重及肩关节周围软组织的粘连,逐渐发展为肩关节的活动受限,甚至梳头、洗脸、穿衣等动作都难以完成。严重时生活不能自理,患者极为痛苦。

(3)肌肉萎缩及关节畸形:由于肩部疼痛、活动受限,肩部的肌肉逐渐出现失用性萎缩,活动功能受限出现典型的"扛肩"现象。

4. 肩周炎是如何分期呢?

原发性肩周炎可分为 3 个阶段。

(1)疼痛期:患者的疼痛症状较重,功能障碍则往往是由于疼痛造成的肌肉痉挛所致。该期以解除疼痛、预防关节功能障碍为目的。注意保暖,必要时可口服非甾体抗炎药、消炎止痛药物来减轻痛苦。

(2)僵硬期:关节功能障碍是这个时期的主要问题,疼痛往往由关节运动障碍所引起。该期以恢复关节运动的功能为目的。应坚持肩关节的功能锻炼,以主动运动为主,达到解除粘连、扩大肩关节运动范围、恢复肩关节正常活动的目的。

(3)融冻期:以消除残余的不适症状为主。主要以继续加强功能锻炼为原则,增强肌肉力量,恢复在早期已发生失用性萎缩的肩部肌肉,恢复肌肉的正常弹性和收缩功能,以达到全面康复和预防复发的目的。此期以自行康复锻炼自我恢复为主,需长期坚持。

与原发性冻结肩不同,继发性冻结肩的患者可回忆起疾病发生的特殊诱因,通常与肩关节的过度使用和损伤有关。典型的冻结肩的 3 个阶段可能不全出现,也可以不按照上述各阶段的先后顺序出现。

5. 肩周炎的治疗方法是什么呢?

目前,肩周炎主要采取保守治疗,口服消炎镇痛药,物理治疗,痛点局部封闭,按摩推拿、自我按摩等综合疗法。同时进行关节功能练习,包括主动与被动外展、旋转、伸屈及环转运动。当肩痛明显减轻而关节仍然僵硬时,可在全麻下手法松解,以恢复肩关节活动范围。主要是改善肩部血液循环,加强新陈代谢,减轻肌肉痉挛,牵伸粘连和挛缩的组织,以减轻和消除疼痛,恢复肩关节的正常功能,恢复日常生活自理能力。

6. 肩周炎的功能锻炼有哪些?

肩周炎的功能锻炼

肩周炎的功能锻炼非常重要,是治疗肩周炎最有效的方法,很多人怕疼痛不敢锻炼,会导致肩周肌肉萎缩粘连,会加重疼痛,所以,要学会肩周炎的功能锻炼方法,随时随地都可以练习,以缓解肩周炎的症状。主要方法有肌力锻炼、关节活动度锻炼、平衡和协调功能锻炼等方法,部分方法如下。

(1)手指爬墙:患者面对墙壁站立,用患侧手指沿墙缓缓向上爬动,使上肢尽量高举,到最大限度,在墙上做一记号,然后再徐徐向下回原处,反复进行,逐渐增加高度。

(2)钟摆练习:患者弯腰90度,上半身与地面平行,患侧上肢下垂,以健侧手扶住患侧手腕。肩部不用力,由健侧手用力推、拉患侧前臂,使患侧肩关节在所能达到的最大活动范围内划圈。每次逆时针划20圈,顺时针划20圈。

(3)体后拉手:患者自然站立,在患侧上肢内旋并后伸的姿势下,健侧手拉患侧手或腕部,逐步拉向健侧并向上牵拉。

(4)肩部内收和外展:患者站立位,双手十指交叉,掌心向上,放在枕后部,先使双肘尽量内收,然后再外展。

(5)被动前屈上举:患者应平卧于床上,伸直患侧上臂,健侧手扶患肢肘部。在患肢不用力的情况下,由健侧手用力使患肢尽可能上举达到最大角度,并在该角度维持2分钟。

(6)被动体侧外旋:患者平卧床上。患侧肘关节屈曲90°并紧贴在体侧。健侧手用一根木棒顶住患侧手掌。在维持患侧肘关节紧贴体侧的同时,尽力向外推患侧手,达到最大限度时同样维持2分钟。

(7)被动内旋:患者站立位,患肢背在背后,而健侧手背在脑后。两手分别握住一条毛巾的两端。患肢不用力的情况下,由健手通过所握住的毛巾尽力将患手向上拉,达到最大限度时维持2分钟。

由于肩关节在人体中的活动度较大,参与活动的肌肉较多,以及肩关节本身解剖特点和生物力学的原因,肩部关节疾患的康复比其他关节的康复更困难,临床上常采用综合疗法,如中频脉冲治疗、磁热治疗、配合按摩和体育疗法治疗肩关节周围炎效果较好。总之所有治疗、康复都是以恢复肩关节最大活动度,不影响生活为原则。

7.怎样预防肩周炎的发生?

肩周炎是临床常见病,对生活影响比较大,所以预防是关键,在日常生活中怎么预防肩周炎呢?

(1)从青年时期做起,积极主动参加体育锻炼,持之以恒。如跑步、做广播操、中老年人健美操、弓箭步向前走做扩胸动作、肩关节有关功能活动等,都是很好地预防锻炼方法。

(2)防寒,特别是在冬季,晚上睡觉时防止肩关节外露。

(3)常居寒湿之地或从事煤矿井下工作,要采取劳动保护措施,防寒防湿,避免过度劳累伤及肩关节。不要在潮湿的地方睡卧,以防受风寒湿邪。

(4)防止持续性过久的吹风。尤其是在夏天,天气炎热或刚运动结束出汗过多时,在风扇下或阴凉通风处,肩部外露吹风过久,很容易导致肩周炎的发生。所以,在温暖或炎热的季节,要防止持续性过久的风吹。

(5)淋雨后,应立即洗热水澡,以达周身微微出汗为宜。

(6)在日常生活中,应小心谨慎,避免外伤。如受外伤,应立即治疗。

(7)加强营养,增强体质,提高机体免疫功能。

(8)劳动强度不宜过大。肩关节运动过度,会导致其周围软组织的劳损,积损成劳、积劳成疾,久而久之,会诱发肩周炎。

(9)对引起肩周炎的相关疾病积极治疗,如颈椎病、上肢的外伤等。

(10)肩关节部位一旦有疼痛或不适感,应及时就医。

肩周炎重在预防,在疾病的发作期避免抬重物,减少肩部活动,使疼痛缓解,若疼痛剧烈,尤其是夜间疼痛影响睡眠时,可服用止痛剂;可行热敷或按摩,以促进局部血液循环,缓解肌肉痉挛,减轻疼痛;平时应注意气候变化,注意肩部保暖,避免肩部受凉。

(二)网球肘

1.什么是网球肘(肱骨外上髁炎)?

网球肘,在临床上称作肱骨外上髁炎,是肘关节外侧前臂伸肌起点处肌腱发炎疼痛。疼痛的产生是由于前臂伸肌重复用力引起的慢性撕拉伤造成的。患者会在用力抓握或提举物体时感到患部疼痛。

2. 哪些人群易患网球肘?

是不是打网球的人才会得网球肘呢,其实很多人都有可能得网球肘的,日常生活那些人容易得网球肘呢?

(1)需要进行与手臂运动有关的运动员。常见的运动包括棒球、网球、羽毛球、举重等,这些项目的运动员为了更好地控制球,不得不使出常人几倍的力量,过度使用手肘外侧肌肉从而引发网球肘。

(2)在平时经常运用手臂劳作的人群。需要通过手臂工作种类很多,因此各行各业的人都可能发生这种疾病,但是最容易发病的人群包括了修理工、厨师、砖瓦工、木工、理发师、纺织工人、木匠、家庭主妇等,这些人不仅需要反复使用肘部劳作,并且劳动强度也比较大,因此肘部受损和劳损的机会增大从而导致网球肘的发病。

(3)中老年人也容易发生网球肘这种疾病,病因与个人身体状况有明显的关系,因年龄增大机体各项功能也都是趋于衰弱,再加上肌腱纤维退变、老化、损伤后不能得到及时的修复,因此发生网球肘的概率相对来说也较高。

3. 网球肘有哪些症状和体征?

网球肘主要表现为肘关节外侧的疼痛和压痛,疼痛可沿前臂向手放射,前臂肌肉紧张,肘关节不能完全伸直,肘或腕关节僵硬或活动受限。做下列活动如握手、旋转门把手、手掌朝下拾东西、网球运动员反手击球、打高尔夫球挥杆、按压肘关节外侧时疼痛加重。一般在肱骨外上髁深部有局部压痛点,压痛可向桡侧伸肌总腱方向扩散,有的甚至伸腱上段亦有轻度压痛及活动痛。局部无红肿现象,肘关节伸屈活动不受影响,但前臂旋转活动则明显引起外上髁部或前臂痛。

附:Mill 征(又称为伸肌腱牵拉试验)

(1)前臂旋前位,做对抗性旋后运动时,肱骨外上髁部剧烈疼痛,为 Mill 征阳性。

(2)伸肘位时握拳、屈腕,然后主动将前臂旋前,若激起肱骨外上髁部疼痛,亦为 Mill 征阳性。

4. 网球肘如何治疗?

根据患者的具体情况制订个性化治疗方案,治疗的目的是减轻或消除症状,避免复发。治疗方法有非手术和手术治疗两种。

非手术治疗主要包括以下几种方法:

(1)休息、避免引起疼痛的活动,疼痛消失前不要运动,尤其是禁打网球。

(2)针灸治疗:先在肱骨外髁附近寻找最痛点(阿是穴),然后取曲池、手三里、外关、合谷等穴,实施常规针法,间断行针 3～4 次;20～30 分钟后出针。隔日针灸 1 次,7 次为 1 个疗程。

(3)药物应用:服用阿司匹林或非甾体抗炎止痛药(如布洛芬等),外用活血止痛膏。

(4)护具:使用加压抗力护具,可以限制前臂肌肉产生的力量。

(5)氢化可的松局部封闭:在肘关节特定部位注射氢化可的松类药物可以消炎、止痛。

(6)小针刀治疗。

(7)锻炼:开始锻炼时可先做腕关节及前臂的旋转活动,而后逐渐做肘关节活动。

(8)体外冲击波治疗:可以改善局部血运、减轻炎症。

(9)手术治疗:如果是肱骨外上髁炎的晚期或顽固性肱骨外上髁炎,经过正规保守治疗半年至 1 年后,症状仍然严重,影响生活和工作可以采取手术治疗。

5. 如何预防网球肘发生?

如何预防
网球肘

网球肘是过劳性损伤,平时预防十分重要。

(1)平时需注意工作或运动的姿势,勿长时间重复同一动作时间过长或过度运动,中间应适当休息,平时要多活动手腕,必要时佩戴手肘护具。

(2)打球之前,做好手肘、手腕的暖身操。

(3)经常从事网球或羽毛球运动者,务求姿势正确,每次练习不得超过 1 小时,打网球或羽毛球时,要选择质地轻、弹性佳、品质优良的球拍,以减少手臂的负担。

(4)主妇买菜时,尽量使用推车,少用提篮,以手提重物时注意手腕姿势,不可背屈。

(5)注意修正握物的姿势,手腕可稍弯曲,减少手部受力,不要长时间固定一种姿势。

(6)使用拖把拖地时,腿部略弯,以腰腿力量带动肩膀、手臂,而不是只用手臂的力量来拖动。

(7)因工作所致的网球肘,应立即减少工作量,或在工作一段时间时做手腕、肘关节放松训练,以免加重网球肘症状。

6. 如何有效缓解网球肘的不适症状?

得了网球肘非常痛苦,治疗过程比较缓慢,如何能够缓解网球肘带来的不适症状,减少对生活的影响呢?

(1)在工作中首先改正不良姿态,长时间一个动作时间太久要停下来做短暂休息,并进行上肢肌肉牵拉练习。在急性发作期更应该注意休息,必要时用支具将前臂伸肌固定在休息位,可以使症状得到更快的缓解。

(2)伸腕装置的离心运动练习。练习时,肘关节完全伸直,放置于床面上,前臂旋前使手掌向下手掌悬垂在床沿边。首先手腕尽量背伸,然后手腕逐渐掌屈至最大程度持续30秒,最后以另一只手帮助患侧手回到背伸位置。在练习中可能出现中度疼痛,但不影响练习。如疼痛严重且影响关节功能,则要停止练习。如患者在练习后病情好转、疼痛或不适消失,就可以停止辅助腕背伸,使其可抵抗重力。背伸练习12次为1组,间歇1分钟练习下1组,每日重复3组。每周练习5天,共15组。

(3)桡侧腕短伸肌的静力牵拉练习。练习时,肘关节完全伸直,在另一只手的辅助下使前臂尽力旋前,手腕尽量屈曲并尺偏,根据患者的疼痛感受决定其活动幅度。保持此位置30~45秒后放松,间歇30秒后重复,练习6次为1组,每周做5组牵拉练习,连续12周。

(三)腱鞘炎

1. 拇指活动时经常出现弹响,活动不利是怎么了?

拇指活动时经常出现弹响,活动不利,是屈指肌腱狭窄性腱鞘炎的典型临床表现。肌腱狭窄性腱鞘炎又称"弹响指""扳机指",是指腱鞘因机械性摩擦而引起的慢性无菌性炎症,为临床常见病、多发病。好发于拇指,中指和环指次之,也有少数患者多个手指同时发病,多见于中年女性及手工劳动者。当手指频繁活动,使屈指肌腱与腱鞘摩擦、受压,腱鞘纤维管本身发生炎症充血、水肿增厚,继之纤维管变性,慢性纤维结缔组织增生、肥厚、粘连,甚至有软骨样变性,导致腱鞘的管腔变窄;屈指肌腱因受压而变细,肌腱受压部位的两端却膨大呈葫芦状,当肌腱通过狭窄的腱鞘管时发生了弹响或绞锁。

小儿拇指先天性屈指肌腱狭窄性腱鞘炎即"扳机指"发病率也较高,而且双侧拇指扳机指时有发生。由于新生儿时期拇指指间关节常常处于屈曲位,患儿检查不配合,往往容易造成漏诊,影响患指的发育及功能。

2. 得了屈指肌腱狭窄性腱鞘炎有哪些不适呢?

屈指肌腱狭窄性腱鞘炎的起病往往比较缓慢,常常表现出以下不适:

早期在手掌掌指关节处有局限性酸痛,晨起或工作劳累后加重,活动稍受限。当病情逐渐发展,疼痛可向腕部或手指远端放射,患指伸直屈曲受限,多在指掌侧、指横纹处有压痛,局部可以摸到硬结,当患指屈曲时突然停留在半屈状态,再用力屈指时可感到患指受阻后突然出现跳过现象,同时伴随有手指弹响,有些病例则需要健侧手帮助扳动才得以恢复原位。

小儿先天性扳机指绝大多数发生在拇指,指间关节呈屈曲畸形,伸屈受限。掌指关节掌侧可摸到硬的小结节,但压痛不明显,被动伸屈指间关节可有弹响,甚至有的不能被动伸直指间关节,临床上主要表现为不愿意用患手活动或玩耍,这是与成人狭窄性腱鞘炎的一个主要区别。

根据患者病情特点可分为早中晚三期。

(1)早期(炎症期):病程短,局部疼痛明显,无明显卡压征如弹响等。

(2)中期(狭窄期):病程较长,局部疼痛不是很剧烈,有明显伸屈指困难,有弹响,可检查到结节状物滑动及弹跳感。

(3)后期(粘连期):病程长,一般无局部疼痛,手指固定于伸直位或屈曲位,有些经多次治疗反复发作。

3. 通过休息、按摩等方法可以解决腱鞘炎的不适症状吗?

腱鞘炎的治疗根据患者情况可以分为保守治疗和手术治疗。

一般小儿屈指肌腱狭窄性腱鞘炎即先天性扳机指可以自愈,多数患儿在2~3岁前症状体征消失。若在出生后发现该病,可用夹板固定拇指于伸直位6周,如果症状没有缓解,应尽早治疗,须在3岁前使患指得以松解,否则影响拇指的功能和正常发育,可导致患指发育较健侧明显细小。

对于症状较轻的成人患者,可先行保守治疗。包括中药泡洗或局部揉药、封闭治疗、针灸、艾灸、理疗、活血化瘀中药应用、消炎镇痛药物应用等。

对于反复发作、病程较长的狭窄性腱鞘炎,保守治疗无效者,3岁以上先天性屈指肌腱狭窄性腱鞘炎经保守治疗无效者,则应手术行狭窄性腱鞘炎腱鞘切开松解术。

4. 日常生活中如何预防腱鞘炎?

如何预防
腱鞘炎

腱鞘炎多因劳累、劳损引发疾病,为了减少疾病的发生,预防就极其重要,那么在日常生活中如何才能预防腱鞘炎的发生呢?

(1)在做家务时要注意手腕的正确姿势,不要过度弯曲或后伸;避免提拿过重物品。

(2)连续工作时间不宜过长,工作结束时搓搓手腕,用热水泡手。

(3)冬天洗衣服时最好用温水,防止手部受寒。

(4)手腕关节做360度的旋转;或将手掌用力握拳再放松,来回多做几次,或将手指及手掌反压几下,都可以缓解手部的酸痛。

(5)常使用电脑、玩手机易患腱鞘炎,所以日常要做好预防。

(四)手外伤及断指再植

1. 什么是手外伤?

手在我们的生活中发挥着非常重要的作用,日常生活和工作中的许多动作都离不开手的参与,如果手受伤的话,会给我们带来很多不便。骨科急诊就诊的患者中,手外伤约占1/4。那什么是手外伤呢? 手外伤是由各种意外所造成的手部损伤,包括手部软组织皮肤撕裂伤、指端损伤、切割伤、挤压伤、肌腱损伤、血管及神经损伤、骨骼损伤等。对于老百姓而言,只需知道手外伤分为开放性损伤和闭合性损伤两大类即可。开放性损伤:顾名思义,就是指存在皮肤破损的手部外伤;闭合性损伤:手部皮肤没有破损,但大多数人容易忽略其严重性。

2. 不慎造成手部外伤要怎么紧急处理呢?

手外伤特别是开放性损伤,不但要求处理要快,还要知道正确的处理方法。下面让我们来看看手外伤有哪些紧急处理方法。

手部出现开放性损伤时,就地用干净手绢、毛巾包扎以保护伤口,有条件的可用无菌敷料包扎,既可以避免二次污染,又能起到止血作用。包扎后及时就医,争取在伤后6~8小时内关闭伤口,可以在很大程度上减少术后感染的发生。院外处理时,伤口不要涂抹紫药水之类的药物,以免影响医生判断伤情。

止血:少量的出血在现场用手绢、毛巾加压包扎后即可。若是出血不止可在上臂上1/3处用弹性胶管束缚或皮筋进行环扎止血(在缠扎弹性胶管或皮筋前一定要在上臂皮肤上用毛巾、衣服等衬垫),切记:每环扎1小时要松开弹性胶管或皮筋5~10分钟,否则会使肢体因缺血时间长导致坏死,同时记录环扎时间便于和医务人员交接。注意不能用尼龙绳、电线等捆扎在手腕或上臂等部位,否则不仅不能止血,反而会加重出血。

受伤后有骨折的,最好在就医之前进行简单的固定。可就近取材,用木板、树枝或较硬的书刊、杂志等。简单固定的目的:可以避免在搬运过程中骨折断端二次损伤周围的神经、血管、肌腱等软组织,还可以减轻搬运时的疼痛。

3. 如何保存断指(肢、趾)使再植成活率增加?

假如手部受伤严重发生手指或手离断(手指或手完全与肢体分开没有连接),一定要正确处理离断的手指或手,才能为医生随后进行断肢再植(利用显微外科和骨科技术,将离断的手指或手进行回植,恢复其外观,使其后

断肢(指)伤
后如何处理

期具备全部或部分功能)创造条件。

同时肢体离断常伴有大量出血,有可能会发生低血容量性休克。注意让患者平卧、保暖,有条件时建立静脉通道预防休克发生。

离断的肢体(手或手指)怎样处理才正确呢?

首先,不能随意丢弃,断肢用无菌纱布(或干净毛巾)包裹装入塑料袋置于保温桶内,在塑料袋外放一些冰块或冰糕以减缓离体组织代谢、延长再植时限。切忌冷冻保存残肢或直接将断肢浸入冰水、乙醇、消毒水、盐水等液体中转运,这些方法会破坏断肢的组织结构,影响再植成活率。

其次,尽快转运至有条件的医院治疗,争取在 6~8 小时内进行再植手术,关闭伤口以减少感染的发生。

4. 断肢再植手术以后要为什么绝对卧床 2 周?

断肢再植术后需绝对卧床 10~14 天。因为吻合的血管对体位改变造成的血压瞬间变化极为敏感,血压的变化极易导致吻合血管痉挛、栓塞,使再植失败。

卧床时取平卧位,抬高患肢 10~20 厘米,使患肢略高于心脏水平位,以利于静脉回流减轻肢体肿胀,禁止患肢受压造成静脉回流不畅,同时注意避免患者入睡后不自觉活动肢体、移动体位。

患者的大小便也需要在床上解决。

断肢再植术 14 天以后,上肢创伤的患者可逐步坐起、下地活动。

5. 断指再植后患者为什么不能吸烟?

烟草中尼古丁可损害血管内皮细胞,使小动脉痉挛,增加患肢血管阻力,还可使血小板聚集,黏稠度增加,血流变慢。这 2 种因素导致小血管痉挛、血栓形成,使再植失败。

患者主动吸烟和被动吸烟,尼古丁对血管的损害作用是一样的,即使切口已经愈合,尼古丁刺激血管引起动脉痉挛,仍可导致血栓形成,使再植肢体坏死。

断肢再植术后 3 个月内,患者一定不能主动或被动吸烟。

6. 断肢再植术后烤灯照射应注意什么?

为了使患肢血管吻合处周围皮温保持在 33 度左右,扩张血管促进局部血液循环,利于再植肢体成活,局部常用 40~60 瓦烤灯照射。照射时保持灯头距皮肤 35~45 厘米,避免温度过高造成灼伤;烤灯上不能覆盖物品;不能用手触碰灯头以免烫伤;不要随意改变烤灯位置;一般持续照射 10~14 天,开始和结束时间遵医嘱。

7. 断指再植术后患者怎样进行有效的功能锻炼?

功能锻炼的目的是为了使再植的肢体恢复功能,便于日常生活和工作。在再植成功的基础上,患者进行功能锻炼,可以促进患肢血液循环、消除肿胀、减轻肌萎缩、保持肌肉力量、防止关节僵硬和肌腱粘连、促进骨折愈合,帮助患者最大限度恢复伤肢功能。

功能锻炼要遵照医嘱,并在护士的指导下进行,患者应在术后 2 周开始进行功能训练。

手术后 2～4 周,以活动关节为目的,分别对患肢末端被制动的所有关节做主动屈伸活动,循序渐进每日 2～3 次,每次 10～15 分钟,活动以晚上患者休息时患肢不感到疲劳为宜。可同时配合理疗、按摩等。

除新缝合的肌肉、肌腱必须保持静止外,患肢其余肌肉尽早做等张和等长练习,或适当地抗阻力练习,以主动活动为主,练习患指(肢)屈伸、握拳等动作。瘫痪肌肉尽早开始电刺激。

手术后 6～8 周,增加主动活动和被动活动次数,并延长活动时间,以不疲劳为宜。

感觉训练:由于离断的肢体神经受到损伤,再植后神经功能的恢复需要较长的时间,日常可以通过伤指触碰或敲击柔韧的物体或桌面,也可通过抓握不同粗糙度和不同温度的物体,来促进异样感觉的消失和正常感觉的恢复。

同时可以使用支具及矫形器预防畸形,改善患肢功能。

8. 断肢再植患者出院后应注意什么?

断肢再植患者出院后不能认为"出院了再植的肢体就一定没问题了",为了保证肢体更好的成活和患肢功能的恢复,患者一定要注意以下几个方面:①3 个月内不能主动或被动吸烟,以免尼古丁刺激血管致使小动脉痉挛,引起肢体再循环障碍;②保护好患肢,避免患肢受到伤害;③再植后神经功能恢复需较长时间,患肢的感觉较健侧迟钝,在使用冷、热水时防止烫伤或冻伤;④出院后继续进行功能锻炼,以恢复患肢的精细动作和功能;⑤遵医嘱及时复查,患肢出现任何异常如突然肿胀、疼痛等变化时及时就诊,防止因不及时就诊而造成严重后果。

(五)肋骨骨折

1. 引起肋骨骨折的病因是什么?

肋骨共 12 对,平分在胸部两侧,前与胸骨、后与胸椎相连,构成一个完整的胸廓。胸部损伤时,无论是闭合性损伤或开放性损伤,以肋骨骨折最为常见,约占胸廓骨折的90%。儿童肋骨富有弹性,不易折断,而成人,尤其是老年人,肋骨弹性减弱,容易骨折。

(1)肋骨骨折一般由外来暴力所致,直接暴力作用于胸部时,肋骨骨折常发生于受打击部位,骨折端向内折断,同时造成胸内脏器损伤。

(2)间接暴力作用于胸部时,如胸部受挤压的暴力,肋骨骨折发生于暴力作用点以外的部位,骨折端向外,容易损伤胸壁软组织,产生胸部血肿。

(3)开放性骨折多见于火器或锐器直接损伤。

(4)当肋骨有病理性改变如骨质疏松、骨质软化,或在原发性和转移性肋骨肿瘤的基础上,也容易发生病理性肋骨骨折。很多老人弯腰捡东西、剧烈咳嗽就会引起肋骨骨折。

2. 肋骨骨折的临床症状有哪些?

肋骨有12对,骨折后根据部位的不同、单发骨折与多发骨折症状表现不同,一般单发骨折比较常见。

(1)局部疼痛是肋骨骨折最明显的症状,且随咳嗽、深呼吸或身体转动等运动而加重,有时患者可自己听到或感觉到骨摩擦感。

(2)疼痛及胸廓稳定性受破坏,可使呼吸度受限,呼吸浅快和肺泡通气减少,患者不敢咳嗽,痰潴留,从而引起下呼吸道分泌物梗阻,肺实变或肺不张。

(3)当发生连枷胸,在吸气时,胸腔负压增加,软化部分胸壁向内凹陷;呼气时,胸腔压力增高,损伤的胸壁浮动凸出,这与其他胸壁的运动相反,称为反常呼吸运动。反常呼吸运动可导致两侧胸腔压力不平衡,纵隔随呼吸而向左右来回移动,称为纵隔摆动。

3. 肋骨骨折后如何治疗?

肋骨骨折的治疗原则为镇痛、清理呼吸道分泌物、固定胸廓、恢复胸壁功能和防治并发症。

(1)单处闭合性肋骨骨折的治疗:骨折两端因有上、下肋骨和肋间肌支撑,发生错位、活动很少,多能自动愈合。固定胸廓主要是为了减少骨折端活动和减轻疼痛,方法有宽胶条固定、多头带胸布固定或弹力胸带固定。单纯性肋骨骨折的治疗原则是止痛、固定和预防肺部感染。可口服或必要时肌内注射止痛剂。如无移位的单发骨折或胸部损伤,可以给予活血接骨止痛膏外敷,膏药贴敷可以起固定作用,减少呼吸运动带来的疼痛,膏药有活血化瘀、消肿止痛、促进骨折愈合的作用。膏药贴敷时注意温度适宜,药膏融化即可,防止烫伤皮肤。如伤处有皮肤损伤,禁忌外敷膏药,休息1~2周,症状可缓解。

(2)连枷胸的治疗:纠正反常呼吸运动,抗休克、防治感染和处理合并损伤。当胸壁软化范围小或位于背部时,反常呼吸运动可不明显或不严重,可采用局部夹垫加压包扎。但是,当浮动幅度达3厘米以上时可引起严重的呼吸与循环功能紊乱,当超过5厘米或为双侧连枷胸综合征时,可迅速导致死亡,必须进行紧急处理。

(3)开放性骨折的治疗:应及早彻底清创治疗。清除碎骨片及无生机的组织,咬骨钳咬平骨折断端,以免刺伤周围组织。如有肋间血管破损者,应分别缝扎破裂血管远近端。胸膜破损者按开放性气胸处理。术后常规注射破伤风抗毒血清和给予抗生素防治感染。

肋骨骨折多可在2～4周内自行愈合,治疗中也不像对四肢骨折那样强调对合断端。

4. 肋骨骨折的注意事项有哪些呢?

如果拍片发现有肋骨骨折,可根据骨折有无移位选择不同的治疗方法,一般为卧床制动休息配合局部固定治疗,日常生活要注意以下几个方面。

(1)注意卧床休息,给予半卧位。如有胸闷可给予吸氧。

(2)肋骨骨折因肋间神经不同程度的牵拉,疼痛往往比较剧烈。可外敷活血化瘀止痛膏,或适当的镇痛剂以缓解患者的疼痛。膏药外敷期间,皮肤如发痒、出红疹要及时去除膏药,并遵照医嘱给予抗过敏药物。

(3)预防肺部感染,鼓励患者按压受伤部位,练习咳嗽,用力从胸部向喉咙处咳嗽。

(4)床上大小便或改变体位时动作要轻柔,防止肋骨的断端刺伤肺、心脏,引起严重的后果。

5. 肋骨骨折患者怎样功能锻炼?

肋骨骨折的功能锻炼主要是预防肺部感染,保持有效呼吸。

(1)鼓励患者手扶患处,做深呼吸,吸气感觉直到肚脐,再把嘴缩成鱼嘴状,慢慢呼出,吸呼比1∶1,让肺及肺泡能够尽早扩张。

(2)鼓励患者有效咳嗽:咳嗽时用腹部力量往上顶,不要在喉咙上方干咳,这样起不到将肺底分泌物振荡、清除的目的,一天练习4～5次,一次30分钟。可鼓励患者吹气球来锻炼肺活量。

(3)根据病情,适当做双上肢的抬举及扩胸运动。

四、下肢骨疾病护理

（一）股骨颈骨折

1. 老年人为什么容易跌倒？

老年人容易跌倒的常见原因：老年人随着身体的衰老会导致感觉迟钝、反应变慢以及视力减退；老年人易患中枢神经系统疾病，如脑卒中，从而引起平衡能力下降，容易跌倒；身体衰老会导致肌肉力量减弱、关节灵活性下降，或由于腰背、脊柱的劳损退变使脊柱对卜肢的调节能力下降，易诱发跌倒。

那么，哪些老年人容易跌倒呢？年龄大于 65 岁、曾有跌倒史、平衡感失调、肢体功能障碍、意识障碍、身体虚弱、头晕、睡眠障碍、大小便功能异常、服用影响意识或活动的药物等。有以上 10 种情况的老年人，居家或住院时要多关注。

2. 如何预防老年人跌倒？跌倒后如何处理？

预防老年人跌倒的注意事项如下：

老年人摔倒怎么办

（1）让老年人提高自身的警觉性，在日常生活提高对预防跌倒的重视程度。

（2）保持适当的体育锻炼，延缓中枢神经系统和骨骼肌肉系统的衰老。

（3）定期体检，排除心、脑血管疾病的风险。

（4）避免单独外出，避免拥挤的环境，避免高速交通工具。

（5）改善家庭环境，规则摆放物品，增加室内照明，在容易滑倒的厨房、洗手间等处保持地面干燥或铺防滑垫。

（6）调整床、座椅、马桶、浴缸、楼梯的高度，有条件的可加装扶手，便于老年人使用。

（7）穿着宽松舒适的服装，保证鞋底防滑。

老年人一旦跌倒怎么办？

（1）老年人自己不要着急爬起来，如果觉得可能受伤了，最好大声请求帮助，以免自己爬起来时加重损伤。如果只是软组织损伤，不要急着在损伤部位进行搓、揉、压或热敷等，这样会加重损伤部位出血、肿胀。建议在红肿部位进行冷敷,每次10~20分钟,可将患侧肢体抬高,超过心脏水平面,减少下地走路,多休息。

(2)作为路过的人,如果发现老人跌倒也不要急于将老人挪动或扶起,先询问老人受伤的情况:①如果摔倒老人神志清醒,可以询问他是否有哪里特别疼痛;如果有部位特别疼痛,活动此部位时疼痛加剧,那么很可能是这个部位骨折了。这时候切记不要盲目搬动或扶起,因为越搬动骨折端越易错位,骨折面易刺伤血管、神经,反而更加不好。这种情况下,最好不要把老人扶起,而是让老人停在原地,并迅速打急救电话,送至医院就诊。②如果摔倒老人神志不清,昏迷、呕吐,那么要使他平躺在地上,头部侧向一边,保持呼吸道畅通,同时把他的衣扣解松,如果天气寒冷,要注意给老人保温,并立即拨打急救电话。

3. 为什么说髋部骨折是人生的最后一次骨折?

所谓人生最后一次骨折,意思就是指骨折后由于各种原因导致患者死亡的。髋部骨折是比较常见的老年骨质疏松性骨折,一旦发生髋部骨折,并发症会非常多。据报道,老年髋部骨折1年内的死亡率可以高达20%,1年后的生存率只有50%,5年后的生存率只有20%。所以,髋部骨折对老人来说是一次致命性的骨折,死亡率非常高。

4. 老人髋部骨折,为什么不建议保守治疗?

如果患者骨折后采取保守治疗就必须卧床休息,长期卧床休息会导致哪些后果?

(1)肺部感染:凡老年人卧床,尤其是长期卧床,肺部的分泌物(痰)无法顺利排出,时间一长,积在肺部的痰容易导致肺部感染。

(2)下肢深静脉血栓和肺栓塞的发生:简单地说,为了预防这种情况发生,除了应用一些抗凝药物外,患者的下肢最好能多活动。手术治疗的患者,术后下肢活动自由,肺栓塞发生的概率也明显降低。

(3)长期卧床引发的压力性损伤:由于创面感染导致患者死亡。

(4)泌尿系感染:伤后卧床加之饮水减少,另外护理不良,清洗会阴次数少,机体抵抗细菌入侵的能力下降等。所以说保守治疗比手术治疗风险更多,老人髋部骨折后不建议保守治疗。

哪些方法可以预防这些并发症的发生呢?

(1)坠积性肺炎预防:卧床期间老年人可以做扩胸运动每天2~3次,每次20~30下;吹气球、深呼吸、腹式呼吸等以锻炼肺的功能,有痰时主动咳嗽把痰液排出。

(2)泌尿系感染预防:每天饮水量达到2 500毫升以上,有尿意时及时排尿不憋尿,可以对尿路起到冲洗作用,保持会阴部清洁卫生,每天更换内裤。

(3)压力性损伤预防:压力性损伤也就是老百姓常说的压疮,卧床患者怎样预防压力性损伤呢? 首先要加强营养,增加蛋、奶、瘦肉、蔬菜水果的摄入量;其次保持皮肤清洁、床铺整洁干燥,有条件的可以每天温水擦拭受压处皮肤;三是应用三点支撑抬臀法,即健侧下肢屈膝蹬床、手肘关节撑床,抬起臀部5~30秒,1次3~5组,2~3次/天。

(4)下肢静脉血栓的预防:详见下肢静脉血栓预防。

5. 老年人为什么容易发生股骨颈骨折?

股骨颈骨折是髋部最常见的骨折,为什么老年人容易发生股骨颈骨折呢? 常见原因有二:首先,老年人骨质疏松导致骨密度下降,使股骨颈脆弱;其次,老年人髋周肌群退变,反应迟钝,不能有效地抵消髋部有害应力;同时髋部受到的应力有时可以达到体重的数倍,因此不需要太大的外力,如平地滑倒、由床上跌下或下肢突然扭转,甚至在无明显外伤的情况下都可以发生骨折。

有的股骨颈骨折是无移位(也就是大家说的没有错位)骨折,髋部疼痛不明显,没有引起老年人的足够重视,照常站立、行走,随着活动的增多,无移位的骨折会发展成移位的骨折。所以,老年人跌倒时,特别是臀部先着地的,要到医院检查,以排除骨折的可能性。

跌倒后如果髋部疼痛,不能站立和行走,禁止随意搬动,应寻求周围人员的帮助,同时拨打"120"急救电话。

6. 有哪些表现可能发生了股骨颈骨折?

股骨颈骨折后有很多异常表现,可以根据以下情况进行判断:一是疼痛,髋部除有自发疼痛外,在试图站立或移动肢体时疼痛更为明显,另外若是用拳头叩击患肢足跟部,髋部也会感觉疼痛。二是肢体短缩,有移位的骨折,患肢远端受肌群牵引向上移位,因而患肢会变短,在现场可以将两腿做一简单对比。三是不能站立和行走,原因是骨的连续性遭到破坏,肢体远端无法自主活动。

总之,老年人跌倒后,如果出现髋部疼痛、不能站立和行走,就要怀疑有股骨颈骨折的可能,及时到医院就诊,拍 X 射线片以明确诊断。有些情况下,股骨颈嵌插型骨折的患者,疼痛症状不严重,甚至仍然能够行走,也不可掉以轻心。如果不及时就诊可能使无移位的骨折发展成移位的骨折,造成二次伤害,也错过了最佳的治疗时机。

7. 股骨颈骨折常用的治疗方法有哪些?

股骨颈骨折的治疗方法简单来说有 2 种:非手术疗法和手术疗法。选择手术还是选择非手术治疗,医生会根据骨折类型不同、患者年龄及全身情况和参考患者的意见,选用适合该患者的治疗方法。

(1)非手术治疗:常采用皮牵引和骨牵引的方法复位。不管是皮牵引还是骨牵引,需要持续牵引 1 个月以上才能使骨折复位,患者卧床时间长。老年人由于身体功能下降、卧床时间长、进食量减少、活动少等原因,在卧床期间易导致坠积性肺炎、泌尿系感染、压力性损伤的发生。

(2)手术治疗:老年人股骨颈骨折后一般采用空心钉内固定术、钢板内固定、股骨头置换术、全髋关节置换术,具体情况结合患者的年龄、体质、骨折端移位情况、骨质疏松程度并参考医生的意见综合考虑手术方案术。

8. 为什么股骨颈骨折后容易发生股骨头坏死? 怎样预防?

股骨头坏死也叫股骨头缺血性坏死,通俗讲就是通向股骨头的血管遭到损伤,股骨头得不到充足的营养后发生坏死。股骨颈骨折明显移位时,容易损伤血管,从而使股骨头失去滋养导致股骨头缺血性坏死。股骨颈骨折后发生股骨头坏死的概率是 20% ~40% 。

哪些是发生股骨头坏死的高危因素?①骨折部位:骨折线离股骨头越近,其坏死发生率越高;②年龄:儿童和青壮年股骨颈骨折易发生股骨头坏死;③负重:过早弃拐活动是导致股骨头坏死的普遍原因;④错位程度和复位质量:股骨颈骨折错位程度不同,股骨头坏死率也不同,即骨折错位越严重,股骨头坏死发生率越高;⑤复位质量越好,股骨头坏死发生率越低。

股骨头坏死发生后轻者局部出现疼痛,影响患者的生活质量,重者可致残。有没有好的方法可以预防股骨头坏死的发生呢? 我们可以从以下 3 个方面预防。

(1)勤复查:研究表明绝大多数股骨头坏死发生在手术后 5 年以内,即使骨折愈合,也要复查至术后 3~5 年。

(2)不宜过早负重:早期弃拐行走是股骨头坏死的普遍原因,另外,股骨头坏死的发生晚于骨折愈合时间,因此应减少负重:坚持扶拐 1 ~1.5 年。

(3)如发现股骨头有坏死迹象,应积极采取措施,防止其进一步发展。

9. 全髋关节置换手术后为什么穿"丁"字形鞋? 术后能随便翻身吗?

"丁"字形鞋,也叫"丁"字形防旋鞋,穿"丁"字形鞋的目的是防止患肢发生内旋、外旋等异常体位引起髋关节置换术后关节脱位。首先了解一下全髋关节置换术后的正确体位,术后患肢置于髋关节外展 10~30 度,膝下垫软枕使膝关节屈曲 10~15 度,中立位(脚尖朝上与床呈 90 度)。为防止患肢不自觉的移动,向中线靠拢,应在患者双腿间置"梯"形枕。

患者术后卧床时间长会感到全身不舒服,想翻身变换一下体位,使受压的部位得到适当地缓解,但翻身不当可能会导致髋关节脱位。怎样翻身才是正确的呢? 侧卧时,患侧在上,双腿间夹枕头,以保持双腿分开,避免患肢过度向身体中线靠拢,此翻身方法最少应维持 3 个月。

10. 日常生活中髋关节置换后应注意什么?

髋关节置换术后体位

患者出院后日常生活中有许多方面需要注意:其中坐、如厕、取物、沐浴、穿脱鞋袜时,所要求的能做的动作和不能做的动作,都是为了防止髋关节脱位,请大家一定要重视。

坐:术后 3 个月内不宜跷二郎腿,不宜坐过低的椅子、沙发,坐下后保持膝关节低于或等于髋部,坐时臀部坐于椅子前 1/2,身体向后靠,腿向前伸,双腿不要交叉,向前弯身 < 90°。

如厕:如厕时不能选用蹲便,防止因蹲下时髋关节过度屈曲致髋关节脱位。宜用加高的坐便器如厕,或在工具辅助、他人辅助下,采用身体后倾患腿前伸如厕,始终保持膝关节高度低于髋部。

取物:术后 2 周内不要弯腰捡地上的东西,不要突然转身或伸手去取身后的物品。常用的物品应放在容易拿到的地方。

淋浴:伤口愈合后即可进行淋浴,因站着淋浴易摔倒,故可坐高凳子,喷头为可移动的手持喷头,并准备一个带长柄的沐浴海绵,以便能触到下肢和足部,或在沐浴时有他人协助。

穿脱鞋袜:穿鞋时应请别人帮忙或使用鞋拔子,选择不系带的松紧鞋、一脚蹬。行后外侧切口者可内侧提鞋,行前内侧切口者可外侧提鞋。

扶助行器步行至无痛、无跛行时可改为手杖。这样做第一可自我保护,第二也可以提示周围人群,表明自己行动不便,以防拥挤、撞击,发生意外。尽量不要在光线不好、太滑或坑洼不平的路面行走。选择前方道路通畅的地面行走,避免患肢遇到不必要的碰撞或出现大的跨越动作。

预防身体任何部位感染(肺部、泌尿系统、口腔或其他感染):若需要进行拔牙等有创操作时,应与医师说明,提前 3 天口服抗生素预防感染;若有伤口红肿、体温升高等感染征象,及时就医,在医生指导下服药,以免引起继发性关节感染,一旦感染,预示手术失败,将给患者带来极大的痛苦和经济损失。

生活中戒烟戒酒,注意营养合理但需控制体重,减轻对人工关节的压力和磨损,延长使用寿命。

11.髋关节置换术后容易出现哪些并发症?

髋关节置换术的患者一般年龄都比较大,容易合并其他疾病,预防术后并发症是关系到手术效果及预后的重要措施,常见的并发症如下。

(1)静脉血栓栓塞症(VTE):VTE 是髋关节术后严重并发症,影响关节功能恢复,甚至威胁生命。要注意观察患者的肢体有无肿胀疼痛,如有异常,及时进行超声检查,明确诊断后对症处理。

(2)人工髋关节脱位:人工髋关节脱位是全髋置换术的早期主要并发症,术后搬动不当或不正确的体位是引起人工假体脱位的主要原因。注意观察患侧肢体长度、疼痛及活动障碍程度等。

(3)假体周围骨折:老年人因骨质疏松固定能力降低,假体植入后容易造成假体周围骨折,观察肢体肿胀、畸形、疼痛情况,发现异常,协助患者拍片检查。

(4)感染:髋关节置换术后感染危险因素包括肥胖(BMI>35)、糖尿病、高血压、激素治疗、类风湿关节炎及切口周围细菌定植等。人工髋关节置换术后观察切口有无红、肿、热、痛等局部感染症状;如术后体温持续 3 天升高、切口疼痛加剧,实验室检查提示白细胞、中性粒细胞百分比升高,胸部 X 射线示正常时,要考虑切口感染。要注意保持患者的床铺干燥整洁,有其他部位感染时要及时治疗等预防感染的措施。

(5)假体松动:假体松动是人工关节置换失败的常见原因之一,需提前预防,身体肥胖者应减肥;避免跑、跳、背重物等剧烈活动,防止假体承受过度应力;做好骨质疏松预防及治疗。

12.髋关节置换术后康复锻炼有哪些?

完全康复后可进行的体育活动有散步、骑车、保龄球、游泳、跳舞,并保持适当的体重,避免做对人工髋关节造成磨损的动作,如跳跃、快跑、滑雪、爬山、滑水、乒乓球(运动较剧烈,且需要俯身捡球,所以不合适)、网球等。

全髋关节置换术管理锻炼

(二)股骨头坏死

1.什么是股骨头坏死?

股骨头坏死,亦称股骨头缺血性坏死或股骨头无菌性坏死,因创伤、酗酒、激素等多种原因导致股骨头血供中断或受损,引起骨细胞及骨髓成分死亡及随后的修复,继而导致股骨头结构改变、股骨头塌陷、关节功能障碍的疾病,有"股骨头的冠心病"之称,因其治疗周期长、致残率高,又有"不死的癌症"之称。

2. 股骨头坏死的原因有哪些？

导致股骨头坏死的因素很多，主要包括创伤性因素与非创伤性因素两大类。

（1）创伤性因素：主要指髋部创伤，如股骨头颈骨折、髋臼骨折、髋关节脱位等，创伤使股骨头血运发生直接损害，导致整个股骨头或部分坏死。此外，髋部严重扭伤或挫伤引起髋关节创伤性滑膜炎，关节腔积液使囊内压升高，股骨头血运受到损害，进而导致股骨头缺血性坏死。但需要指出的是，不是所有髋关节创伤都会引起股骨头坏死，股骨头坏死的发生与否取决于血管破坏程度和侧支循环的重建与代偿能力。

（2）非创伤性因素：公认的常见因素主要有以下三点。

第一点：长期、大量使用糖皮质激素。因慢性支气管炎、哮喘、风湿、类风湿、颈肩腰腿痛、慢性肾小球肾炎、皮肤病等，不得不长期服用泼尼松、地塞米松等激素类药物，最终发生股骨头坏死。日常生活中食物内激素残留，如在肉食鸡、猪肉、瓜果、蔬菜等生产过程中使用较多的激素，人体激素逐渐积累增多，也会增加股骨头坏死的风险。

第二点：长期大量饮酒。长期大量饮酒造成酒精在体内的蓄积，导致血脂增高和肝功能损害。血脂升高造成血液黏稠度增高、血流速度减缓，容易引起血管堵塞、出血或脂肪栓塞。乙醇还可通过多种途径抑制骨形成，促进骨吸收，破坏骨稳态；此外，乙醇还会引起血管内皮细胞损伤，直接引起股骨头内毛细血管供应。

第三点：其他原因。患有镰刀型细胞性贫血、妊娠、系统性红斑狼疮、高脂血症、凝血功能异常、骨质疏松等，部分髋关节发育不良、血液病、大骨节病、高血压病、放射病，也可引起股骨头坏死。但也有人少量饮酒或不饮酒、无激素应用史，仍出现股骨头坏死，这部分属特发性股骨头坏死。

3. 股骨头坏死的临床表现有哪些？

股骨头坏死不同的疾病阶段，依据 ARCO 分期临床表现如下。

0 期：早期或极小病灶的股骨头坏死，可无任何症状，隐匿性较强，不容易发现。

Ⅰ期：无症状或髋部疼痛，痛处固定，部位常局限于髋关节周围，或者膝关节上方、大腿内侧，无放射痛、夜间痛，休息或口服镇痛药物可缓解。体格检查时可发现腹股沟中点压痛，做髋关节屈曲、外展、外旋（"4"字试验）动作时疼痛会诱发或加剧。

Ⅱ期（塌陷前期）：出现明显的疼痛，以臀部、腹股沟中点常见，休息后减轻劳累后加重,髋关节内旋受限,强力内旋疼痛加重,下肢跛行,双侧病变者可出现鸭步步态。

Ⅲ期(塌陷期):中重度持续疼痛,髋关节屈曲内旋及外展等各方向活动受限,明显跛行。

Ⅳ期(骨关节炎期):疼痛中或重度,严重跛行,关节活动明显受限(屈曲、内收、内旋),可伴下肢短缩畸形、骨盆代偿性倾斜等畸形。

综上所述,因股骨头坏死病因复杂且人们对疼痛感觉存在个体差异,大腿根及其周围的疼痛并非唯一症状,膝盖痛和腰痛也属于股骨头坏死的症状之一。对于有类似疼痛、怀疑股骨头坏死的患者,应尽早到医院就诊。

4.做哪些检查有助于确诊股骨头坏死?

股骨头坏死最常做的检查有 X 射线、CT 和核磁共振。

骨盆正位和蛙式位 X 射线平片是最基本、最常规的检查方法,能直观的观察股骨头的外观,显示股骨头内骨小梁,有助于判断骨密度是否不均、是否存在囊性变,判断股骨头坏死的部位、范围大小、有无塌陷、塌陷范围及程度、软骨的状态、头臼关系等;并且可以作为鉴别髋关节发育不良、髋关节骨性关节炎、强直性脊柱炎等相关疾病的基本检查手段。缺点是对早期股骨头坏死确诊困难,敏感性不如 MRI、CT 或 ECT。

CT 对股骨头坏死的诊断和鉴别诊断均具有重要价值,可以排除磁共振图像上骨髓水肿信号的干扰,清晰显示股骨头骨小梁结构,准确定位坏死病灶的位置、大小及囊变范围,还可以观察骨小梁断裂、软骨下骨剥离、头臼匹配关系等情况,能对坏死病情做出精准评估。

MRI 是诊断早期股骨头坏死的金标准,可以在没有任何症状、任何感觉的阶段发现股骨头坏死,比 X 射线平片提前半年以上发现病变,比 CT 明确影像表现早数周至数月。MRI 零辐射对人体是无创检查,另外在显示骨髓水肿、关节腔内积液、关节软骨改变方面,MRI 检查也有着明显优势。

除此之外,多发坏死可应用核素扫描进行普查,儿童股骨头坏死也可采用超声检查。

5.股骨头坏死有哪些非手术治疗方法?

得了股骨头坏死不要怕,不是所有的股骨头坏死都要进行手术治疗的,我们可以根据情况进行非手术治疗(即保守治疗)。主要有以下几种方法。

(1)基础治疗:患者生活方式的改变,主要包括控制体重、调整饮食,使用手杖或双拐减少患髋负重、避免剧烈运动、戒烟戒酒、减少或停止激素使用、控制脂代谢异常、治疗与骨代谢异常有关的原发病等。基础治疗应和其他保髋方式联合应用。

（2）限制负重：严格限制负重或不负重可使缺血骨组织恢复血供并免受压力作用，以控制病情发展，预防塌陷，促使缺血坏死的股骨头自行修复。

（3）牵引疗法：缓解周围软组织的痉挛，增加髋臼对股骨头的包容量，缓解关节腔内的压力并使压力相对的均匀分布，避免应力集中而致股骨头坏死加重或塌陷变形。牵引重量宜适中，因人而异，一般每天牵引 1 次，持续 3～4 小时。

（4）物理治疗：主要包括体外高能冲击波治疗、热疗、电刺激、超声波刺激和高压氧、强磁场等，此类非侵入性的治疗方式容易被患者接受，可作为缺血性坏死的辅助治疗。

（5）中医药：中医药防治股骨头坏死作用确切。以活血祛瘀为基本防治大法，根据患者的不同临床症候表现辅以通络止痛、补肾健骨、健脾利湿等法。对未塌陷无症状或有症状但未累及股骨头外侧柱的股骨头坏死可以使用中药，药物可单独使用，也可配合保髋手术应用，有助于提高保髋疗效。

6. 股骨头坏死有哪些手术治疗方法？

手术治疗的方法也有许多种，主要有以下几项。

（1）钻孔减压：主要用于早期无塌陷的患者，通常采用细钻（3.5 毫米以内）股骨头内多处钻孔，是治疗股骨头坏死最简单的手术方法。

（2）植骨术：手术方法有松质骨骨移植、皮质骨骨移植、带肌蒂骨移植、血管吻合骨移植及同种异体骨骨移植。

（3）截骨术：通过改变股骨头与股骨干间的对应位置关系可以达到增加股骨头的负重面积，减少股骨头所受压力，目前应用较多的有经股骨大转子股骨头颈旋转截骨术、经股骨转子下内翻截骨术、髋部内外翻截骨以及骨盆 Ganz 截骨术等。

（4）前体细胞植入技术：通过体外定位技术，建立骨隧道至坏死病灶，行坏死病灶清除后，植入自体来源的前体细胞（常用骨髓抽取物、骨髓来源的单个核细胞）补充股骨头内有活力细胞的数量，其进一步分化成为骨细胞可达到骨坏死修复的结果，目前尚未完全成熟。

（5）人工关节置换术：适用于严重股骨头坏死塌陷、骨性关节炎患者，也是股骨头坏死的终极治疗方法。普遍认为年龄和股骨头坏死本身是影响关节置换临床效果的重要因素。近、中期临床应用效果满意，远期疗效尚有待于进一步观察。

股骨头坏死治疗是一个漫长的过程，目的是为了减轻疼痛、改善血运，为骨组织再生提供良好的环境。当然，也没必要排斥关节置换，如果保守治疗无效，病情已经严重影响生活质量，则应及时行关节置换术以提高生活质量，恢复正常生活能力。

7. 为什么说股骨头坏死患者最重要的事是使用拐杖?

股骨头坏死是骨科常见的疑难顽疾,治疗方法很多,如药物(内服、外用)、小针刀、减压、植骨、冲击波、关节置换等。治疗上,除了针对病因进行戒烟戒酒、减量或停用激素、调整饮食、节食减重、控制血脂之外,在没有决定选择何种治疗方法之前、在没有达到放心、开心正常走路活动之前,最重要的事情就是使用拐杖。拄拐杖可以承受保护性的负重,有效减轻股骨头坏死引起的疼痛,减轻股骨头坏死塌陷的加重。拄拐杖时,一定要尽量使用双拐,长时间使用单拐时,容易继发骨盆倾斜、腰椎侧弯、腰部肌肉僵硬疼痛,造成双下肢的不等长。

股骨头坏死以后,生物力学强度下降,过多负重容易导致股骨头塌陷,进而快速进展到关节置换的严重程度,因此,使用拐杖是股骨头坏死患者的最基本要求。

8. 什么是冲击波治疗? 股骨头坏死能用冲击波治疗吗?

近两年随着临床中治疗股骨头坏死方式的多样化,冲击波在骨坏死方面的应用也越来越多,效果也得到了患者的认可,那么冲击波是怎样治疗股骨头坏死的?

冲击波疗法是一种通过震动或高速运动导致介质极度压缩,聚集巨大能量的、具有力学特性的声波,在瞬时(10 纳秒)达到超过 50 兆帕(约 500 千克)的高超压,且会在小于 1 微秒时间内迅速衰减,是人耳听得见的一种带有高能量的特殊声波。冲击波在人体内可自由传导,由于人体软组织和水的密度相似,冲击波不会对人体造成损伤。冲击波和关节置换是在欧美发达国家治疗股骨头坏死应用最多的技术,前者得到美国食品药物管理局(FDA)批准用于骨肌疾病的治疗,被誉为"不流血的手术刀"。

冲击波疗法是一种介于药物和手术之间的非侵入性治疗方法,安全、有效、操作简便,是新兴的一种物理治疗手段。它利用液电、压电、电磁、气压弹道等发生器产生一种具有高压强性、短时性和宽频性的脉冲声波,产生空化效应、应力效应、镇痛效应和代谢激活效应,起到高密度组织裂解、组织粘连松解、扩张血管和血管再生、镇痛及神经末梢封闭、组织损伤再修复和炎症控制等作用,从而达到治疗目的。

冲击波疗法的主要适应证:①骨组织疾病,如骨折延迟愈合及骨不连、股骨头坏死、骨髓水肿综合征;②软组织慢性损伤性疾病,如足底筋膜炎、跟腱炎、肱骨外上髁炎、肩周炎(肩袖损伤)、肱二头肌长头肌腱炎、钙化性冈上肌腱炎、髌腱炎、肱骨内上髁炎、腱鞘炎、股骨大转子滑囊炎、距骨软骨损伤及各种肌筋膜慢性疼痛等。

　　冲击波疗法以其非侵入、无创伤、高疗效的特点,被众多专家公认为治疗骨骼肌肉系统疼痛类疾病最佳的绿色疗法之一。对早期股骨头坏死不愿手术者优先推荐采用冲击波治疗,对传统髓芯减压适应证的患者完全可以采用冲击波无创替代治疗;对于植骨手术后期,骨修复速度慢者可采用冲击波加速康复;股骨头坏死中后期,植骨手术成功率预期不乐观且其他治疗手段缓解疼痛、改善修复不理想者可采用冲击波姑息治疗;冲击波改善骨髓水肿疼痛效果显著。

9. 股骨头坏死患者的康复锻炼方法有哪些?

　　任何疾病的康复,功能锻炼一定是重中之重,良好的功能锻炼能促进患肢的早日康复。股骨头坏死的康复过程包括死骨的修复、头臼的磨造、功能的改善、肌力的提高等过程,在扶拐保护下行走的同时,应在专业医生和治疗师的指导下进行股骨头康复操的训练,以取得最好的治疗效果。

　　(1)股四头肌等长收缩训练

　　目的:预防大腿前群肌肉失用性萎缩。

　　方法及动作要领:仰卧,双下肢自然伸直,腘窝处放置小垫枕;膝关节绷紧,用力往下压,保持膝关节伸直,最大力量勾脚尖;次数:每次停留5～8秒,每组10次,每次10组。

　　注意事项:自然仰卧,臀部、膝关节和脚踝三点处于一条直线上;外展活动时,脚保持中立位。

　　(2)腘绳肌等长收缩训练

　　目的:预防大腿后群肌肉失用性萎缩。

　　方法及动作要领:仰卧,双下肢自然伸直,脚跟处放置小垫枕;绷紧肌肉下压小垫枕,保持髋、膝关节伸直,最大力量勾脚尖;次数:每次停留5～8秒,每组10次,每次10组。

　　注意事项:自然仰卧,臀部、膝关节和脚踝三点处于一条直线上;下压时,脚踝和脚尖应保持中立位;如维持动作时间过长引起酸痛,及时放松休息,以不疲劳为宜。

　　(3)仰卧髋外展训练

　　目的:增强髋关节外展肌肉的力量,提高关节稳定性。

　　方法及动作要领:仰卧,双下肢自然伸直;外展患肢,保持髋膝关节伸直,最大力量勾脚尖;次数:每次停留5～8秒,每组10次,每次10组。

　　注意事项:自然仰卧,臀部、膝关节和脚踝三点处于一条直线上;外展活动时,脚尖保持中立位。

　　(4)蛙式分腿牵拉训练

　　目的:牵拉髋内收肌或维持其长度。

方法及动作要领:仰卧,屈髋屈膝,双脚并拢;髋关节外展、外旋(双膝关节打开),双足底保持并拢,并靠近臀部;双腿成"蛙型",全身放松配合呼吸;次数:每次停留 5~8 秒,每组 5 次,每次 6 组。

注意事项:配合呼吸,吸气时维持外展,呼气时放松,随重力扩展角度;牵拉运动的过程中,双侧髋关节必须保持放松;前伸动作维持时间不宜过长,及时放松肌肉休息;动作结束时,较为疼痛,应慢慢适应后,缓慢回位。

(5)侧卧髋外展训练

目的:增强髋关节外展肌肉的力量,提高关节稳定性。

方法及动作要点:侧卧,患肢在上,健侧屈膝在下,患肢自然伸直;外展上方的患肢,保持髋膝伸直,勾脚尖维持;次数:每次停留 5~8 秒,每组 10 次,每次 10 组。

注意事项:侧卧,患肢肩膀、臀部和脚踝在同一条直线上;侧抬腿运动时,应注意臀部不得后移;如维持动作时间过长引起酸痛,应及时休息使肌肉放松。

10. 股骨头坏死的日常健康指导及注意事项有哪些?

一旦确诊为股骨头坏死,患者的心理会有很大的变化,临床上会遇见一些患者认为股骨头坏死是不死的癌症,经常唉声叹气,对治疗不抱有希望,甚至一度想放弃治疗,等待塌陷后换股骨头;还有一些患者总是纠结太多,纠结治疗周期太长、花费太多、治疗效果反复、医保报销等;还有一些在确诊该疾病后,不听从医生建议,不拄拐,烟酒依旧,最终导致病情加重;另外一些患者在确诊后,心急如焚、四处求医,相信所谓的民间偏方、祖传秘方,不惜花重金购买,不听从科学的建议而耽误了治疗的最佳时机,导致病情加重,治疗往往达不到较好的临床效果。鉴于此,向大家提几点建议和注意事项。

(1)首先树立正确的心态,正确认识该疾病,保持心情舒畅,七情有节,避免不良情绪的刺激。

(2)应及时到正规的大医院进行诊治,切勿病急乱投医,在治疗期间,医患之间要相互沟通,相互信任。

(3)嗜酒者戒酒,勿滥用激素类药物。

(4)根据天气变化,适当增减衣物,注意患肢的保暖,行走时一定要扶拐减重。正确使用拐杖,注意安全,防止跌倒,坚持正确的功能锻炼。

(5)尽量坚持骑单车和蛙泳锻炼。

(6)按时服药,定期到医院复查。

(三)膝关节骨性关节炎

1. 什么是膝关节骨性关节炎?

膝关节骨性关节炎又称退行性膝骨关节病,主要是以关节软骨的变性、破坏及骨质增生为特征的慢性关节病,俗称"长骨刺""骨质增生",是一种临床常见病。多患于中老年人群,多为双膝受累。其症状多表现为膝部疼痛、上下楼梯痛、起立行走时膝部酸痛不适等。部分患者有膝部肿胀、弹响、积液、变形等,严重的膝关节骨性关节炎可导致膝关节功能丧失,影响日常生活。

2. 膝关节骨性关节炎常见于哪些人群?

本病好发于老年人,女性,肥胖者,特殊职业人员,如矿工、采棉花工人、重体力劳动者、职业运动员、自行车赛手或舞蹈演员等。

3. 膝关节骨性关节炎的病因有哪些?

膝关节是人体最大最复杂的关节,是维系下肢功能活动的重要结构,膝骨性关节炎的发病机制较复杂,包括力学因素、生物学因素等,具体如下。

(1)肥胖:中老年肥胖者因体重增加导致膝关节负荷增加,从而导致膝关节表面受力不均,加速软骨丢失、骨刺形成,最终导致骨性关节炎的发生。

(2)骨质疏松:雌激素是天然对抗骨质流失的"秘方"。绝经后女性卵巢功能退化,雌激素水平下降,导致骨质疏松,进而加速骨骼退化,因此女性绝经后骨关节炎的发病率明显上升。

(3)特殊职业:职业运动员、重体力劳动者、舞蹈演员或者长期需要半蹲或蹲位工作者,因关节软骨长期受高强度的应力磨损或受伤,易引起膝关节骨关节炎的发生。

(4)年龄因素:年龄的增加是膝关节骨关节炎的危险因素。随着年龄增长,关节软骨退变加剧,膝关节骨关节炎的发病率随之增高。

(5)自身免疫反应:局部外伤等因素造成的软骨损伤易引起自身免疫反应而造成继发性损伤,关节软骨受到破坏,弹性丧失,易造成膝关节骨性关节炎的发生。

(6)其他因素:骨性关节炎的发生与种族、地理环境、遗传、生活习惯等相关,还可继发于相关疾病后,如风湿性关节炎、类风湿关节炎、血友病及自发性骨坏死等。

4. 为什么肥胖会引起膝关节骨性关节炎的发生?

关节软骨的退变与异常的应力载荷有密切关系。负荷越大,软骨的退变发生就越早,速度也越快。肥胖患者因为体重过大造成膝关节的负荷增加。在日常的生活工作中,膝关节过度的负重以及过度的挤压摩擦,易导致软骨面的损伤,引起骨性关节炎的发生。

5. 膝关节骨性关节炎的主要临床表现有哪些?

膝关节骨性关节炎按照发病部位不同,表现的临床症状也不尽相同,主要包括以下症状和体征。

(1)疼痛和压痛:疼痛是膝关节骨性关节炎患者最常见的主诉。在急性期,疼痛可伴有膝关节局部皮肤温度的升高。疼痛的性质可以表现为锐痛、胀痛、酸痛、困痛等。疼痛的部位以膝关节内侧最为常见,髌骨内侧缘、腘窝以及大小腿后侧的肌肉均可出现困痛等。有些患者仅仅感觉膝关节疼痛,但是没有明显的压痛点。通过触诊压痛点可以大体确定膝关节退行性变最主要的部位。患者的疼痛一般出现在活动后,适当休息后疼痛可得到一定缓解。

(2)肿胀:肿胀也是膝关节骨性关节炎的重要体征之一。肿胀可由骨性因素、软组织因素或者关节积液引起。早期为局限性的肿胀,随着病情的发展,可以有弥漫性肿胀或伴有关节积液。

(3)活动受限:早期的膝关节活动受限表现为晨僵现象。但骨性关节炎的晨僵持续时间较风湿性关节炎患者的短,一般不超过半小时。同时伴有因疼痛肿胀等因素引起的关节活动受限。中期时,多数患者出现上下楼梯困难、下蹲障碍,部分患者并伴有行走困难。晚期可以出现膝关节固定屈曲挛缩,膝关节屈曲障碍等,严重影响生活。

(4)畸形:关节畸形主要由骨赘及骨重塑引起。随着病情逐步发展,膝关节出现内翻或外翻畸形,关节主动及被动活动范围逐步减少,关节疼痛加重,走平路及站立时也引起疼痛,有些患者不能完全伸直膝关节,严重者膝关节呈屈曲挛缩畸形。后期常出现"O"形腿、"X"形腿等膝关节畸形。

(5)疲劳和无力:由于关节面的磨损,关节变形等引起膝关节相对稳定性降低,为维持膝关节稳定性,膝关节周围的韧带肌肉就发挥其代偿作用,紧张性收缩,久而久之,出现膝关节周围肌肉的困痛、无力,甚至该症状会向上波及髋部、腰背肌肉。早期患者诉说的肌肉无力主要表现为"打软腿",后期易出现肌肉萎缩、肌力下降等。

6.膝关节骨性关节炎有哪些治疗方法?

膝骨性关节炎的治疗方法有很多,根据临床症状、疾病分期不同,可选择不同治疗方法。包括中医疗法、手术治疗等。

(1)中医疗法:包括牵引治疗、推拿手法治疗、中药熏洗、中药溻渍、玻璃酸钠关节腔注射、药物治疗等。适应于关节炎早期、关节间隙尚可、关节无明显变形者或不能接受手术治疗者。

(2)关节镜微创治疗:通过关节镜冲洗关节内炎性介质达到缓解症状的目的,适合关节软骨磨损较轻,年龄相对较轻,保守治疗效果不佳的患者。

(3)手术治疗:高位截骨术主要适用于关节单间室损害,关节力线不正常,年龄较轻患者。膝关节置换术适于关节软骨磨损严重、关节变形、关节间隙明显变窄的老年患者。

7.女性为什么比男性容易患膝关节骨性关节炎?

膝骨性关节炎是临床常见病,其中女性发病率高于男性,主要包括以下原因。

(1)从训练肌肉保护关节的理论出发:男性的肌肉与骨骼与生俱来就比女人强健。

(2)从激素代谢理论的性别差异诠释:承担生育功能的女性对肌肉骨骼的消耗比男性更大,而支撑女性生命的重要的激素——雌激素在绝经后会骤然下降并衰退,骨关节会迅速衰老,表现为钙代谢失衡,骨骼内的钙大量流失。

(3)从解剖学理论分析男性女性的差异:女性由于生育的需要,骨盆比男性更宽大、更容易后倾,使得髋关节外翻角度大,更容易引起髋关节系列疾病,从而累及膝关节,男性磨损的程度较之女性要轻得多。

(4)从生理学理论分析:人类男性女性不同的如厕方式影响着膝关节的健康,男性站着如厕时膝关节只承担体重的一倍重量,而女性蹲着如厕膝关节承受的重量是体重的6倍。

8.膝关节骨性关节炎患者的锻炼方法有哪些?

适当的功能锻炼可以刺激软骨分化、再生、修复,加速关节液的分泌、扩散、吸收,同时改善关节周围的血液循环,促进肌腱、韧带的修复,有助于恢复关节功能。具体锻炼方法如下。

(1)肌力训练(增强膝关节周围肌肉力量)

股四头肌锻炼:股四头肌的静力收缩锻炼,用力绷紧大腿肌肉10秒后放松,反复进行,每次5～10分钟,每日2次。

直腿抬高锻炼:保持膝关节伸直,抬高腿部至足跟离开床面 20 厘米处,保持 5 秒左右,缓慢放下。每次 5 ~ 10 分钟,每日 2 次。在不加重疼痛、肿胀的前提下,增加直腿抬高抗阻练习,在小腿处压重量不同的沙袋后进行直腿抬高。注意循序渐进,动作应缓慢。

(2)关节活动度训练

仰卧位闭链屈膝锻炼:要求屈膝过程中足跟不离开床面,在床面上活动,称为"闭链"。或可以坐在椅子上,健侧足辅助患侧进行屈膝锻炼。一日 2 ~ 3 次,每次 10 ~ 15 分钟。

踝关节主动屈伸锻炼(踝泵):踝关节用力、缓慢、全范围的跖屈、背伸活动,可促进血液循环,消除肿胀。每日 2 次,每次 1 ~ 2 组,每组 20 个。

指推髌骨:轻微向上提拉髌骨,上下、左右活动髌骨。禁忌按压,以免加重膝关节的疼痛。每个动作 10 ~ 20 次,每日 2 次。

如何减缓
膝关节的
退变

9. 膝关节骨性关节炎的日常防护有哪些?

膝骨性关节炎的发生与日常生活习惯有一定关系。因此,注意日常防护可有效避免膝关节骨性关节炎的发生。主要包括以下内容。

(1)穿合适的鞋子。尽量不要穿高跟鞋,可穿厚底而有弹性的软底鞋,以减少膝关节所受的冲击力,避免膝关节发生磨损。

(2)避免长时间下蹲。因为下蹲时膝关节的负重是自身体重的 3 ~ 6 倍,长时间坐着和站着,也要经常变换姿势,防止膝关节长期处于一种姿势而受力过大。

(3)尽量少上下楼梯、少登山、少提重物,避免膝关节的负荷过大而加重病情。

(4)运动时做好防护。剧烈运动如打球等注意带好护膝。骑自行车时,要调好车座的高度,以坐在车座上两脚蹬在脚蹬上、两腿能伸直或稍微弯曲为宜,车座过高、过低或骑车上坡时用力蹬车,对膝关节都有不良的影响。

(5)适当增加户外活动和锻炼。游泳和散步是最好的运动。运动前要轻缓地舒展膝关节,让膝关节充分活动后再进行运动。动静结合,既要避免膝关节过度疲劳,又要进行适当的功能锻炼,以增强膝关节的稳定性,防止腿部肌肉萎缩。

(6)积极减肥,控制体重,防止加重膝关节的负担。

(7)注意膝部保暖,必要时戴上护膝,防止膝关节受凉。

10. 膝关节骨性关节炎能加强锻炼吗?

患了骨关节炎如果不运动,可能会导致肌肉萎缩、体质下降、骨质疏松等。老年人膝关节骨性关节炎患者,适当锻炼是有益的,但要注意方式和方法。如爬山、下蹲、起立等过度锻炼关节的方式,则会加重关节损伤,不利于症状缓解。比较适宜老年人的锻炼项目有游泳、散步、骑自行车等。总之,适度的正确锻炼有助于膝骨性关节炎患者的康复,过度、剧烈的关节运动只能增加关节负担,使疼痛症状加重,功能障碍更明显,应注意避免。

11. 药物能够软化溶解骨刺根治骨性关节炎吗?

有一些膝骨性关节炎的患者,一听到自己长了骨刺就很紧张,一些患者甚至千方百计寻求"软化骨刺"的药物,过分依赖某种药物,认为药物能够软化溶解骨刺。可服用一段时间后,却发现骨刺并没有消失,思想上更加恐慌。实际上这种做法是没有科学根据的。骨刺是在关节软骨破坏区周围出现的骨质增生,是已经形成的正常骨质,是关节软骨退化后产生的,所以骨刺也是骨头,骨头怎么能够通过药物消除呢? 因此,依靠所谓的"软化骨刺"药物是不能消除的,也不应该被消除。试想,如果骨头能通过药物软化消除,那么,这种药物就可以对人的正常骨头软化,这将带来多么严重的不良反应。事实上,市场上各种号称能"软化骨刺"的药物,基本没有哪一个能够达到"软化骨刺"的效果。所以药物能软化骨刺完全是一种误导,万万不可相信。

12. 膝关节骨性关节炎一定要吃消炎药吗?

膝骨性关节炎在急性发作时,虽然多表现为关节滑膜的炎症表现,如关节红肿、发热、疼痛等炎症的症状,但它不是细菌、病毒、病原体等外来生物引起的炎症 ,所以用抗生素无效,不用吃抗生素等消炎药物。

13. 去掉增生的骨质(骨刺)就能治好骨关节炎吗?

经常有患者忧心忡忡地来咨询:怎样才能将增生的骨质去掉? 明确地说,骨关节炎患者的治疗目的,是缓解疼痛、改善关节功能、控制病情进展,并不强求手术去除增生的骨质。一般情况下,不影响关节活动的骨刺无须处理。但是,少数骨质增生严重、有游离体影响关节活动的患者,可以进行关节镜下清理术;如果症状严重影响日常生活,X 射线片显示关节间隙明显狭窄,且综合、系统治疗无效时,则需要进行人工关节置换术。

14. 膝关节置换手术就是把整个膝关节都换掉吗?

膝关节置换术,实际上是膝关节表面置换术,并不是把膝关节全换掉,而是只换掉膝关节被破坏的关节面,用人工关节面替换磨损的软骨面,相当于膝关节的一个"零部件"。简单来说,医生会修整患者膝关节表面不光滑的部分,套上个金属套,就像我们平常做牙套一样,然后在膝关节中间放置一个垫片,从根本上解决了由磨损而引发的疼痛等问题。这样患者的膝关节功能就会恢复正常了。置换被破坏的关节面,可以是全部的——全膝关节表面置换术,也可以是部分的,如内侧单髁置换、外侧单髁置换、髌股关节置换等。

15. 什么情况下必须要做膝关节表面置换手术?

对于站立位 X 射线片上膝关节间隙已经明显狭窄和(或)伴有膝关节内外翻畸形,其症状已经明显影响日常工作生活,经非手术治疗无效者,都可以考虑行膝关节置换手术。简单来说,当您出现了关节变形(内翻"O"形腿,外翻"X"形腿),屈曲挛缩无法完全伸直,严重影响您的正常生活,如无法下蹲或者蹲下无法站起,无法正常行走,膝关节疼痛严重,甚至疼得晚上无法入眠,经过系统治疗如使用抗炎药物、关节腔注射治疗、物理治疗等,仍然无法缓解,就需要考虑进行膝关节表面置换手术了。

16. 膝关节置换术后为什么要进行功能锻炼?

人工膝关节置换术后,患者积极配合进行主动锻炼对日后功能恢复至关重要。通过肌肉力量练习可加强膝关节周围屈曲、伸展肌群的力量,促进全身体力及健康的恢复。通过行走练习,可改善膝关节周围软组织的平衡协调性,增强术后膝关节的稳定。通过增加关节活动度的练习,可使人工关节的活动能满足日常生活需要。总之,早期进行有计划的功能锻炼可预防患肢肿胀,提高膝关节活动度,防止关节僵硬肌肉萎缩,促进膝关节的功能恢复。

膝关节术后
功能锻炼

17. 膝关节置换术后功能锻炼的方法有哪些?

正确的有计划地进行功能锻炼,有助于膝关节置换术后患者的早期康复,具体包括以下方法。

(1)患者手术当天麻醉作用消失后,可进行踝泵锻炼。脚后跟用力向下蹬,同时向上勾脚,勾到最大幅度,维持 10 秒,再向下勾维持 10 秒,每天 2 ~ 3 次,每次 10 ~ 20 分钟。此法可有效预防下肢深静脉血栓的发生,减轻术肢的肿胀程度。

(2)术后 1 ~ 2 天,抬腿直至离床面 30 厘米处,维持 10 秒,每天 2 ~ 3 次,每次 20 分钟,此法可锻炼腿部肌肉,防止肌肉萎缩,增加下肢肌力。

(3)术后 3 ~ 7 天,患者仰卧位,双手抱术肢大腿,借助重力使小腿自然下垂,可由护士轻托术肢小腿进行保护,每天 2 ~ 3 次,每次 20 ~ 30 分钟。

(4)床边屈膝锻炼:患者稳妥坐在床边,双腿自然下垂,借助重力屈曲膝关节,可用健肢的足跟向内轻压患肢脚背部,每天 2 ~ 3 次,每次 30 分钟。

(5)在进行主动锻炼的同时,可配合 CPM 机的被动锻炼。主动锻炼和被动锻炼同时进行,可使膝关节更早、更快的恢复健康。

18.膝关节置换术后功能锻炼有哪些注意事项?

术后康复是一个长期的过程,急于求成只能事倍功半,应遵循个性化、循序渐进的原则。功能锻炼应从低强度开始,逐渐递增,并根据锻炼后及次日的反应,如全身状态、疲劳程度、切口周围的肿痛程度等来决定增减运动量。在安排每日的锻炼项目和运动量时,应注意均匀分配运动量,可每日短时、多次进行锻炼。锻炼后局部不应发生明显的疼痛、肿胀。如出现异常疼痛、高热或其他不适时,应及时告知医生采取相应措施。

19.膝关节置换术后如何下床行走?

膝关节置换术后患者可以下床行走时,要按照以下要求做,预防出现不适和跌倒。

(1)患者先在床上缓慢坐起,无不适后,可在床边静坐 1~3 分钟再下床,注意先手扶床挡站立 1~3 分钟,如无头晕、心慌等不适,方可在床边行走,并要有他人扶助。

(2)膝关节置换术后患者下床行走时应使用助行器。助行器的高度应与患者的股骨大转子平齐。患者身体直立,站稳后向前轻推助行器,先迈患肢,再迈健肢。注意足跟部先着地,行走时要有人陪伴,不可穿拖鞋,防止跌倒。使用助行器有助于膝关节置换术后的患者行走时保持良好的步态。

(3)每日活动量不宜过大,时间不宜过长。应注意循序渐进,根据耐受情况,可从每天 10~20 分钟开始,逐日递增。

20.膝关节表面置换术后如何使用助行器?

膝关节表面置换术后使用助行器时,应将助行器置于患者前方,患者直立,抬头挺胸,双手握住助行器把手,以肘关节屈曲 15~30 度为宜。先迈出患侧腿至助行器后(在健侧足部前 1/2 处或稍前方),然后再向前迈出健侧腿至患侧腿稍前方,重复上述步骤,向前行走。根据患者自身情况,选择合适的步行方法,指导患者练习。三步走法:助行器—患肢—健肢。四步走法:助行器—患肢—助行器—健肢。使用助行器时还应注意以下事项。

(1)使用助行器前,应检查助行器 4 个脚高度是否统一,能否放平稳,橡皮垫、螺丝有无损坏或松动,确保安全,预防跌倒。

(2)首次使用助行器有医护人员指导并陪伴,下床时间不超过 30 分钟。

(3)应穿着长度适宜的裤子及防滑的鞋子,不宜穿拖鞋。

(4)在助行器上入坐和起身时,不要依靠在助行器上,否则容易使助行器翻倒。

(5)使用助行器行走时步子不宜太大,以达到助行器的一半为宜。

(6)保持地面清洁畅通,避免在湿滑、不平整的路面上行走,如地面上有地毯、电线等易致绊倒、摔跤物品,应避开行走。

(7)避免使用助行器上下楼梯。

(四)膝部软组织损伤

1. 什么是膝部软组织损伤?

膝关节是人体最大、最复杂的关节。膝部软组织损伤是最常见的运动损伤之一,包括膝关节周围的肌腱、韧带、软骨等组织发生的损伤。膝部软组织损伤后局部疼痛,影响患肢膝关节功能,常出现活动受限,需及时进行治疗。

2. 为什么会发生膝部软组织损伤呢?

膝关节是人体最大最复杂的关节,是下肢功能活动的重要结构。随着社会的发展,人们体育锻炼的增多,尤其是交通、运输业的高速发展,膝关节损伤日趋增多,并且呈现伤情严重、并发症多等特点,备受关注。其中,膝部软组织损伤尤其多见,原因如下。

(1)膝部自身结构异常是导致损伤的内在原因。包括膝关节畸形、发育不良、退行性病变等。

(2)运动过量,强度过大,直接暴力作用于膝部,局部外伤等,均可能导致膝部软组织损伤的发生。

3. 膝部软组织损伤的临床表现有哪些?

膝部软组织损伤根据损伤部位、损伤程度不同,具体表现也有不同,主要包括以下症状和体征。

(1)疼痛:损伤部位有压痛点,活动时疼痛可加重。

(2)肿胀:局部肿胀常在伤后数分钟或数小时出现,严重者可出现关节腔积液。

(3)活动障碍:损伤后患肢膝关节伸屈受限,常固定于半屈位,走路跛行,疼痛严重者不能行走。

4. 什么是半月板损伤?

在膝部软组织损伤中,半月板损伤是临床最常见的损伤类型。半月板位于膝关节间隙内,股骨下端与胫骨平台之间,有传导载荷、缓冲减压和稳定膝关节的作用。半月板损伤通常是由于膝关节部分屈曲负重状态下突发强力旋转所致。当膝部旋转、研磨的力量超过了半月板的承受极限时，即造成半月板损伤。创伤性半月板损伤常见于运动员和热爱运动的青壮年，其中以篮球、足球等运动损伤最为常见；退变性损伤常见于老年人，多无明显外伤史，以慢性起病的形式出现。

5. 半月板损伤会有哪些表现？

半月板损伤多有明显外伤史，特别是膝关节半屈曲位时突然内收或外展和旋转活动是典型外伤史。有些虽然没有明显外伤史，但是多从事蹲位工作，如汽车修理工、矿工等。具体表现如下。

(1)疼痛：急性期疼痛剧烈，压痛部位在关节间隙，膝关节屈曲、负重时疼痛加重，下蹲和跪下时常难以忍受，休息后疼痛减轻。

(2)肿胀：急性期常见，有时可见皮下淤血。

(3)关节弹响和绞索：膝关节伸屈活动时可出现弹响，行走时常有突然"卡住"致使膝关节不能伸屈的现象，经过按摩、屈伸、摇摆等活动以后多可自行解除。

(4)打软腿：可自觉膝关节不稳，上下楼梯或在不平坦道路行走时常有滑落感。

6. 半月板损伤后能自愈吗？

半月板能否自愈与半月板损伤部位及程度有直接关系。半月板为纤维软骨组织，只有边缘10%～30%有血液供应。因此，除了近边缘部的断裂外，其他损伤很难愈合。如半月板损伤只局限于外周有血液供应区域且损伤范围小于1平方厘米，经过局部制动和休息可能自愈。如果损伤部分没有血液供应且范围过大，则必须及时手术治疗。

7. 半月板损伤后如何手术治疗？

半月板损伤的手术治疗方案包括半月板修复、部分切除、全切除等。半月板修复术一般适用于损伤长度大于1厘米，位于周边20%～30%的血供良好区(俗称红-红区)，仅适用于稳定的膝关节。理想的修复指征为损伤位于半月板外缘3厘米，长度在2厘米范围之内的边缘纵行撕裂。半月板部分切除术(成形术)适用于半月板内侧2/3不稳定性的撕裂并引起局部症状者。半月板切除术仅适用于毁损性损伤如半月板体部横断等。

随着近年来对半月板的解剖、功能结构的了解和关节镜外科的发展，促进了现代半月板治疗观念的形成，应尽量保留和力争修复半月板。

8. 半月板修复后还可以继续运动吗?

半月板损伤术后早期的制动易导致股四头肌粘连,关节内积血机化出现关节内粘连,对膝关节的预后功能影响较大。因此,应早期进行膝关节的功能锻炼。术后需在医生指导下循序渐进进行功能锻炼,后期也应尽量避免强度较大、对抗性较强的运动避免再次损伤。

9. 膝关节有哪些韧带?

膝关节韧带是保护膝关节、维持膝关节稳定的重要结构,主要包括侧副韧带和交叉韧带。侧副韧带分为内侧副韧带和外侧副韧带。交叉韧带又称"十字韧带",分为前交叉韧带和后交叉韧带。前后交叉韧带和内外侧副韧带及关节囊韧带共同构成关节囊网,成为维持膝关节稳定的基本结构。运动不当、意外创伤等均可能导致膝关节韧带的连续性、完整性受到破坏,出现损伤。

10. 膝关节韧带损伤会有哪些表现?

如何预防
膝部损伤

膝关节韧带损伤一般有明确的外伤史,多见于交通伤、运动伤、生活意外伤。损伤发生时,患者可感到或听到响亮的断裂声,随即出现膝关节剧烈疼痛、活动受限、肿胀明显,多不能立即站立承重,或可站立行走但随即再次摔倒。急性期过后,患者症状可明显减轻,往往表现为患肢无力,打软腿,行走时感觉膝关节不稳。根据损伤部位不同,临床表现也有不同,具体如下。

(1)膝关节侧副韧带可以限制关节超生理范围的活动,当暴力超过韧带或其附着点所承受的限度时,即产生韧带损伤,其中以内侧副韧带损伤多见,易合并半月板或前交叉韧带损伤。其损伤程度与受力大小、受伤姿势有关。膝关节内侧副韧带是膝关节内侧稳定装置,可防止膝关节外翻。内侧副韧带完全断裂者,多出现膝内侧疼痛,关节肿胀明显,膝关节伸屈活动受限,不能伸直或屈曲,小腿不能外翻动作,必须及时手术修补。

(2)膝关节前交叉韧带主要防止胫骨向前移动,在膝部软组织损伤中较为常见,损伤多与运动有关,特别是一些膝关节扭转、急停动作多见。常有较严重的暴力接触史,损伤当时即觉疼痛,关节不稳,打软腿,不能完成正在进行的动作和行走。关节很快肿胀、积血,随之疼痛加重,肌肉发生保护性痉挛,膝关节固定于屈曲位,拒绝搬动,部分伴有关节交锁。

(3)后交叉韧带可限制胫骨后移和膝关节过伸,在膝关节韧带结构中最为强大,其对抗外力的强度相当于前交叉韧带或内侧副韧带的 2 倍,单纯损伤较少见,通常属见复合型损伤。急性损伤时多表现为膝关节损伤的一般症状,如疼痛、关节肿胀、功能受限等。陈旧性损伤可表现为上下楼及上下坡困难,患者可自觉小腿有向后错动感。

11. 膝关节韧带损伤后未及时治疗会有什么危害呢?

膝关节韧带损伤可以发生在单一韧带,也可能同时发生多个韧带损伤,甚至合并其他组织损伤,如合并半月板损伤、骨软骨骨折等。由于膝关节韧带损伤的复杂性和严重性,如果治疗不当往往给膝关节带来严重的功能障碍,出现膝关节不稳定甚至丧失运动能力。因此,膝关节韧带损伤后的治疗原则是确切诊断、早期处理、全面修复。早期的损伤,会导致膝关节红、肿、热、痛,活动量下降;拖延治疗形成慢性损伤后,肌肉容易疲劳,关节的稳定性会下降,甚至出现慢性疼痛,最终可能会形成骨性关节炎,出现关节疼痛、畸形、活动受限,情况严重者需要行关节置换。

12. 膝关节软组织损伤后有哪些锻炼方法?

膝关节软组织损伤后,及时正确的功能锻炼是膝关节功能恢复的前提。具体锻炼方法如下。

(1)踝泵运动:足趾、踝关节的屈伸活动,用力屈曲至最大限度后保持5~10秒后放松,再用力背伸至最大限度保持5~10秒后放松,重复进行,每次锻炼5~10分钟,每日2~3次。

(2)股四头肌等长收缩:在膝关节伸直状态下,用力绷紧大腿前侧肌肉,保持10~20秒后放松,重复进行,每天5~10分钟,每日2~3次。

(3)直腿抬高练习:保持膝关节伸直状态下用力绷腿后抬高患肢,抬腿高度以超过另一只脚的脚尖高度为宜,在空中坚持5~10秒后缓慢落下至床面,重复进行,每天5~10分钟次,每日2~3次。

(4)主动伸屈膝锻炼:坐于床边或凳子上,小腿自然下垂,主动练习膝关节伸直、屈曲。每天5~10分钟,每日2~3次。

锻炼应循序渐进,锻炼后休息半小时,以疼痛、疲劳减轻为宜,有不适可随时调整锻炼时间及强度。每次锻炼后如有肿胀的情况出现,可以局部冰敷。

13. 什么是关节镜手术? 使用关节镜可以诊治哪些关节的疾病?

关节镜是一种微创高新技术,它只有铅笔或者筷子粗细,常用的直径为4毫米,只需在皮肤上切开不到1厘米的切口就可以把关节镜放入关节内,然后连接微型摄像机,就可以把关节腔内的情况清晰地显示在屏幕上。通过关节镜可以直观地发现病变部位,且镜头本身有放大功能,比切开手术更清楚准确。因此,关节镜是一种微创检查手段,能够"眼见为实"的看到损伤,确定损伤部位和损伤程度,同时关节镜器械可以直达病损部位,实施微创手术修复。

关节镜可以诊治的关节包括:肩、肘、腕、髋、膝、踝,甚至胸、腰椎关节。其中,膝关节的关节镜检查及手术应用最广泛。

14. 关节镜手术有哪些优点?

关节镜可以看到关节内几乎所有的部位,比切开关节看得更全面,由于图像经过放大,因而看的更准确,而且切口很小,创伤小,瘢痕少,康复快,并发症少,有些情况下麻醉过后,即可下地活动,对患者增强战胜疾病的信心大有好处。对关节疑难病症的确诊,对困扰患者多年的关节伤痛的治疗,关节镜手术往往能取得立竿见影的效果。其优点如下。

(1)切口小,美观,可避免晚期因关节表面和运动部位的瘢痕而引起的刺激症状。

(2)属于微创手术,患者损伤小,痛苦少,术后反应较小,功能恢复早。

(3)基本不影响关节周围肌肉结构,术后可早期进行功能锻炼,避免长期卧床并发症。

(4)视野清晰,可以在近乎生理环境下对关节内病变进行观察和检查,有"把眼睛和手指放入关节内"之称。

(5)手术精细,关节镜可施行以往开放性手术难以完成的手术,如半月板部分切除术等。

(6)住院时间短,花费少。

15. 哪些膝部疾病可以选择关节镜治疗?

关节镜创伤小,效果好,临床应用广泛,具体如下。

(1)探查膝关节腔:是了解膝关节软骨、半月板、韧带情况的金标准。

(2)膝关节运动创伤:如半月板损伤和交叉韧带损伤。半月板边缘撕裂可行缝合修复,通常行半月板部分切除,保留未损伤的部分。对韧带损伤可行修复与重建手术。

(3)膝关节滑膜皱襞综合征:该病多发于20岁左右,表现为膝关节在屈曲20~30度位时膝关节有弹响。

(4)膝关节游离体:也称为关节鼠,游离体可在关节内各个间室移动,引起关节交锁。切开取游离体不但创伤大,且不一定能取出,关节镜下可观察到膝关节各个间室,顺利取出游离体。

(5)早、中期膝关节骨性关节炎。

(6)膝外侧支持韧带挛缩:可在关节镜下行外侧支持韧带松解。

（7）膝关节僵硬：如膝关节有 20～30 度活动度，无僵直，可在关节镜下行关节内彻底松解，创伤较小，有利于功能恢复。

（8）各种滑膜炎、髌骨半脱位及髌骨软化症等。

（五）足踝部损伤

1. "崴脚了"是什么意思?

日常生活中，我们在散步、上下楼梯时稍不留神就会发生踝关节扭伤，俗称"崴脚"。踝关节扭伤是最高发的运动损伤，约占所有运动损伤的 40%，在关节及韧带损伤中是发病率最高的疾病。踝关节是人体距离地面最近的负重关节，也就是说踝关节是全身负重最多的关节。踝关节的稳定性对于日常的活动和体育运动的正常进行起着重要的作用。踝关节周围的韧带损伤都属于踝关节扭伤的范畴。

2. 踝关节的解剖结构是怎样呢?

了解踝关节的结构，有利于我们做好踝关节的日常防护，保护踝关节。踝关节由胫骨、腓骨远端和距骨构成。由内外踝和胫骨后缘构成踝穴，距骨上面的鞍形关节面位于踝穴中，类似于马背与马鞍的关系。距骨的鞍形关节面前宽后窄，背伸时较宽处进入踝穴，跖屈时较窄部进入踝穴，所以踝关节在跖屈位稍松动，其解剖和生理特点决定踝关节在跖屈时比较容易发生内翻、外翻扭伤。又因为踝关节外踝腓骨较长踝穴较深而内踝胫骨较短踝穴较浅，故踝关节更易发生内翻扭伤，外踝韧带（距腓前韧带及跟腓韧带）的损伤更为常见。踝关节外翻扭伤虽不易发生，一旦出现却很严重。如发生断裂一般都会引起踝关节不稳，且多同时合并其他韧带损伤和骨折。一旦发生扭伤，要及时就医、对症处理。

3. 踝关节扭伤的原因有哪些?

正常情况下踝关节完全位于踝穴，处于稳定状态，在走路的时候，踝关节处于灵活与稳定交替状态，也就是处于稳定与不稳定的交替状态。当踝关节过度跖屈的时候，踝穴比较宽大，踝关节有一定的活动度，此时如果肌肉没有得到充分地收缩，或者姿势不正确，这时落地的时候会造成踝关节周围韧带损伤，这就是通常所说的踝关节扭伤，俗称"崴脚了"。

4. 踝关节扭伤后会出现哪些症状呢?

日常生活中，我们在散步、上下楼梯时稍不留神就容易发生踝关节扭伤，导致踝关节出现局部的疼痛、肿胀和活动障碍。由于踝关节的韧带扭伤程度不同,出现的症状体征也有所不同。但是扭伤后在继续行走的过程中,踝关节不适逐渐加重,说明韧带的损伤比较严重。

5. 如何分辨踝关节扭伤?

踝关节发生扭伤后,行走过程中足踝部疼痛不是特别剧烈,还可以勉强负重站立行走,痛的地方不是在骨头上而是在筋肉上,大多是扭伤,可以按照 RICE 的救治原则自行处理。如果行走过程中足踝部疼痛剧烈,不能负重站立和行走,疼的地方在骨头上,或扭伤时感觉脚里面发出声音,伤后迅速出现肿胀,尤其是压痛点在外踝或外脚面中间高突的骨头上,那是损伤较重的表现,应马上到医院就诊。如因条件限制一时去不了医院,也可就近选取简便物品,如木条、书本、围巾、绷带等固定受伤部位,尽可能减少患肢活动。学会正确地辨别踝关节扭伤,可以根据扭伤程度的不同给予对应的治疗,避免扭伤后遗症。

6. 踝关节扭伤后应怎样处理呢?

脚崴了
怎么办

如果不慎发生踝关节扭伤不要大意和惊慌,早期踝关节扭伤以后,局部肿胀、疼痛。在伤后 24 小时内及时进行冷敷(可用毛巾裹冰袋、冰糕等,对于皮肤感觉迟钝的患者要及时查看皮肤情况,以免冻伤),伤后 24 小时后才能做热敷;热敷和冷敷都是物理疗法,作用却截然不同。血得热而活,得寒则凝。在踝关节扭伤的 24 小时内毛细血管仍然有出血的倾向,冷敷可以减少出血、减轻肿胀、控制伤势发展。待伤 24 小时后方可热敷,这时出血停止,热敷可以消散伤处周围的瘀血。怎么才能知道出血停止了没有呢?原则上是以医学界认可的"伤后 24 小时"为界线,还可以参考下面几点:一是疼痛和肿胀趋于稳定,不再继续加重;二是抬高和放低患脚时肿胀的感觉差别不大;三是伤处皮肤的温度由略微高于正常部分,变成相差不多。这些都可作为出血停止的依据。此外还需休息和进行外固定。对于扭伤的后期处理,在休息好以后,最好穿高帮鞋,或者戴护踝,以保护踝关节。

一旦发生踝关节扭伤应立即进行自救,可按 RICE 原则进行处理,RICE 原则包括:rest(休息),进一步理解就是免除负重,ice(冰敷),compression(加压包扎),elevation(抬高患肢)。如果损伤较重自救不能解决,我们要选择及时就医,对症处理。我们可以将踝关节的扭伤分为三级。①一级:韧带存在拉伸,有轻微的疼痛,建议使用软保护,用弹力绷带加压包扎或佩戴护踝。②二级:部分韧带纤维发生断裂,中等程度的疼痛和肿胀,活动受限,需要用夹板或支具进行固定。③三级:韧带完全断裂,存在明显的肿胀和疼痛,关节不稳,建议用石膏固定。

7. 如何预防踝关节扭伤？

日常生活中如何预防发生踝关节扭伤？走路的时候要防止踏空或是踩在别的物体上导致崴脚；不要从高处跳下，以防足部突然受到内翻性暴力而受损伤；平时运动时要注意提前热身；选择合适、舒适的鞋子；平日尽量少穿高跟鞋；上下楼梯要小心；走路时千万不要看手机。从细节入手，远离踝关节扭伤。

8. 踝关节扭伤需要石膏固定制动吗？需要手术吗？

一旦发生踝关节扭伤不要不当回事，踝关节扭伤后首先要确诊是骨折还是韧带损伤，如果是骨折应及时到医院就诊，如果是韧带损伤需要石膏固定制动3~6周。

踝关节的解剖特点是踝关节灵活性大，稳定性差，容易出现扭伤。扭伤后容易出现局部疼痛、肿胀和功能障碍，不要因为没有骨折就不进行石膏固定。踝关节除了骨骼还有韧带，韧带损伤了同样需要石膏固定关节以利于韧带修复。踝关节扭伤早期或初次扭伤应给予充分的治疗和休息，否则容易造成再次扭伤，甚至引起踝关节创伤性关节炎。

(六)足踝部常见疾病

1. 老年人为啥脚后跟常会痛？

日常生活中我们经常听到老年人说脚跟痛，特别是老年人走路时间长、站立过久脚跟痛会特别明显。这些症状其实是足跟痛的表现，足跟痛是较常见的疾病，是多种慢性疾病所致的疼痛。足跟痛的常见病因有足底筋膜炎、足跟纤维脂肪垫炎、跟腱止点炎、跟后滑囊炎、跟骨骨刺等。

老年人常出现足底退行性改变，是导致足跟痛的主要原因，占全部跟痛症患者的80%。足底退行性改变又称足底筋膜炎，它和细菌或病毒引起的炎症有本质的差别。所以常说的足底筋膜"炎"不是炎症。除了自身的原因，越来越多的文献指出：运动时所穿的鞋头翘起的运动鞋，也是足底筋膜炎的重要原因之一，足落地时，鞋头的翘起会给紧张的筋膜额外的张力。因此，老年人在选择鞋时，要软硬合适，大小合脚，避免夹脚、挤脚，并避免走路时间过长，造成疲劳。

2. 足跟痛如何治疗？

老年人足跟痛要选择及时就医，对症处理。足跟痛的治疗方法目前主要有冲击波治疗、中药外洗、局部封闭、矫形或保护鞋垫、口服消炎止痛药物，配合中药治疗等。除了以上治疗方法外，日常生活中可以这样做：减少走路,适当休息;穿软底、厚底的运动鞋,尤其是带有气垫的、质量好的鞋;足跟部应用软垫,如硅胶制成的跟痛垫,保护足跟减轻摩擦;长期坚持足部锻炼,增强肌肉、韧带的力量及弹性。

3. 足跟痛如何进行康复锻炼?

"三分治、七分养",足跟痛不仅要对症治疗,后期的康复锻炼也至关重要。

(1)足底筋膜的牵拉训练:坐在椅子上,用手抓住脚趾向上向后牵拉,直到感觉足底牵开并感到舒服,维持该姿势 20～30 秒,然后放松。重复该动作 6 次为 1 组,每天进行 3 组训练。

(2)毛巾牵拉训练:坐在床上,将患腿伸直。将一块毛巾套在脚上,往身体方向牵拉足部,保持膝关节伸直,能够感觉小腿后方有牵拉感,整个足底被充分牵拉开。保持该动作 20～30 秒,然后放松,重复 3 次,每天进行 3 组训练。整个牵拉过程要轻要慢,避免发生疼痛。

(3)站立小腿三头肌牵拉训练:面墙站立,将患腿尽量向后伸,双臂前举扶墙至肩水平,前腿膝盖稍弯曲,身体前倾,保持后腿伸直,脚跟尽量不离地,当感到小腿后部有牵拉感时,维持 20～30 秒。当没有紧张牵拉感时,可以增加前倾程度,直到小腿后部紧张感出现为止。每组 3 次,每天 3～5 组。

(4)滚球训练:使用皮球作为辅助。练习时患脚赤脚踩在皮球上,前后来回滚动,动作要慢,让足底充分舒展。每次 5 分钟,然后放松,重复 3 次,每天进行 3 组训练。可以通过增加踩下去的力量,加强训练难度。

4. 扁平足是如何形成的?

日常生活中我们经常会遇到一些青少年跑步时不能跑快或跑快时脚痛,为什么会出现这种现象,其实是扁平足在作怪。扁平足也叫平足症,是指足弓塌陷,破坏了正常的足弓构造,使足部的弹性减小,从而出现足部疼痛等症状的一种疾病。需要注意的是,有些人虽然是扁平足,但是并没有不适的症状。

人的足弓并不是先天就有的,在儿童发育的过程中,随着身体骨骼肌肉韧带的变化,逐渐形成了足弓。如果偏离了正常的发育过程,造成足弓曲度不够,就可能变成先天扁平足。而后天的某些疾病,比如创伤等,也有可能导致扁平足。

扁平足可分为先天性和获得性。先天性平足是由先天因素造成的足弓塌陷,具有一定的家族遗传,但并不是所有的平足父母生出的宝宝就一定会是扁平足。后天因素,例如肥胖、站立过久、负重过大、营养、休息不足,足部韧带或肌肉逐渐发生慢性劳损和萎缩,都会造成足底弹簧韧带和跖腱筋膜破裂,造成足弓塌陷,形成扁平足。

5. 扁平足有哪些症状?

扁平足的脚掌看起来比一般人的平,即所谓的脚底板平。如何进行自我诊断是否患了扁平足? 临床表现为足弓塌陷伴前足外翻及后足外展。平足的人在孩童时期基本没多大影响,但到了青中年或身体比较肥胖时就会发现站立或行走一段时间后会出现足部疲劳、疼痛的现象。所以,扁平足的人跑不快、走不远。先天性扁平足在宝宝开始走路后可以观察出来。在宝宝 3 岁时,如果脚底板还是平平的,没有足弓形成,就有可能是扁平足了。因此,如果父母发现宝宝 3 岁后,还是常常走路姿势不稳,容易脚部发软、疲劳,或者不喜欢走路时,应尽早带宝宝去医院就诊。

6. 如何判断自己的足弓正常与否?

人的足部分为:平足弓,正常足弓及高足弓 3 种基本类型(图 12)。确定自己足弓的类型,有一个简单的办法:光脚足底沾水,踩在地面上,检查脚印,看到绝大部分,可能是平足弓;看到一半左右,则可能是高足弓。如果想要准确判断清楚,建议到医院确诊。

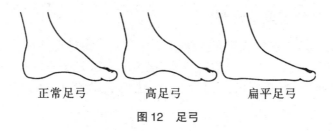

正常足弓　　　　高足弓　　　　扁平足弓

图 12　足弓

7. 扁平足的危害有哪些?

扁平足的危害远远不止足底疼痛、跑不快、走不远那么简单。扁平足能改变人的行走姿态,鞋跟外侧与鞋底内侧容易磨损,足部也容易受伤。在长期站立、行走或跑跳时,由于没有良好的足部支撑,其速度、耐力及爆发力都不如正常足,这样会导致足、腿、腰、膝、颈部等部位容易疲劳和疼痛。外力对脊柱、大脑、内脏器官的冲击等也同样得不到缓冲而受到损害。重度的扁平足会引起其他部位的并发症,例如距下关节等足部关节的退行性病变、关节炎、跖骨应力性疲劳所致的骨折等。在晚期甚至会进一步影响骨盆,使骨盆框架倾斜旋转,使尾椎骨下移,形成脊柱侧弯,导致斜肩等。

8. 如何纠正扁平足？日常生活中如何进行锻炼？

对于扁平足来讲，早期诊断和干预非常重要。早期扁平足可通过手法矫正，如穿矫形鞋垫、矫形鞋，或用石膏、支具固定等方法，延缓扁平足的发展。对于严重的平足患者，比较影响生活、保守治疗无效者，甚至有跟距关节半脱位或脱位的改变者，则需接受手术治疗。扁平足的手术治疗原则是纠正足部畸形，恢复足弓的形态，以改善足部功能。

锻炼方法：脚踩球放松，可选择高尔夫球或者网球，以不疼痛为限度，一次5～10分钟；用手拉脚外侧，如果拉不到，可选用一条软毛巾勾住脚，一次保持30秒；双手支撑墙面，足尖先着地，用力推墙面的同时足跟着地，一次20下左右。

9. 大脚骨是怎么回事？

所谓大脚骨又称拇外翻、脚孤拐，大脚骨是指脚大拇趾向外倾斜大于生理角度15度的一种畸形症状。大脚骨不仅影响我们足的外观还会引起一系列的病理改变。

10. 大脚骨需要治疗吗？

大脚骨的病理机制决定了大脚骨一旦形成就会进行性加重。目前，尚且没有一种保守治疗方法可治愈该病，根本的办法是手术治疗。如果出现症状，疼痛剧烈，严重影响走路及生活，建议手术治疗，如无症状则无须治疗。

11. 如何预防大脚骨？

大脚骨不仅影响我们足的外观还会引起一系列的病理改变，日常生活中有以下预防措施：①避免长时间穿尖头高跟皮鞋，平日穿鞋应尽量选用前部较宽，鞋跟不太高的鞋，尤其是在运动或需长距离行走的时候。②如果在某些场合必须穿高跟鞋，回家后应用热水泡脚，缓解软组织痉挛。不得不穿高跟鞋时，也应选择鞋跟不超过4厘米的鞋子为宜。③在办公室准备一双舒适的平底鞋，与高跟鞋交替穿着，以减轻局部疲劳。回到家里，立刻脱下高跟鞋，光脚走路，这是消除腿部与足部疲劳最简单的好方法。④平常有机会就应该解放一下双脚，换上鞋跟低于2厘米的鞋，让双脚彻底放松。⑤轻度畸形可在大脚骨1、2趾间夹棉垫，夜间在脚大拇趾内侧缚一直夹板，使脚大拇趾逐渐变直；在沙土上赤足行走，锻炼足部肌肉。

12. 疲劳骨折是怎么回事？如何预防？

疲劳骨折是指骨骼长期反复受到振动或变形、外力叠加、累积造成的骨折，易发生在骨骼应力集中的部位，是常见训练伤之一。在部队训练中发病率较高，与超强度训练或姿势不当有关，多发生于频繁的长跑、越野训练或单一课目的超负荷训练中，也常见于足部承重较多的运动员，如篮球、足球、网球、田径、体操运动员和芭蕾舞演员，亦可见于经常坚持大运动量锻炼的中老年人。临床特点是没有移位，但愈合非常缓慢，局部疼痛，活动后加重，休息后好转，无夜间痛。局部可有轻度肿胀和压痛。

一旦发生疲劳骨折要引起足够的重视，运动量较大者，每天要摄入充足的营养，补充热量和水分，并且适当增加钙和维生素 D 的摄入，美国克雷顿大学的一项最新研究显示，即使短期性地补充钙和维生素 D 也能够显著降低运动员的应力性骨折发生率。

（七）发育性髋关节发育异常

1. 什么是发育性髋关节发育异常？

发育性髋关节发育异常是儿童常见的骨与关节系统出生缺陷之一，也是最常见的小儿髋关节疾患。因某种因素导致患儿出生时或在以后的生长发育过程中出现股骨头与髋臼位置的异常（股骨头完全或部分脱出髋臼之外）或髋臼形态异常（髋臼发育不良）。髋关节发育异常分为 3 种类型：①完全脱位；②半脱位；③髋臼发育不良。

很多年前这一疾患被称为先天性髋关节脱位，认为是先天性的出生缺陷。但随着大家对该病的认识，发现有的患儿出生时并没有髋关节脱位，在生长发育过程中由于某些原因逐渐发展为髋关节半脱位、完全脱位，或髋臼发育不良持续存在。所以髋关节发育异常更好地诠释了婴幼儿髋关节动态发育的内涵。

2. 怎样辨别宝宝可能发生了髋关节脱位？

大部分人都没有髋关节发育异常的医学知识，那怎样才能知道宝宝的髋关节发育是正常还是异常呢？宝爸宝妈可以在日常护理宝宝的过程中去观察宝宝有没有以下几种现象。

识别儿童
髋关节脱位
（DDH）

（1）宝宝一侧下肢活动减少，蹬踩的力量明显低于另一侧。脱位侧肢体不爱踢蹬。

（2）分别从大腿前、后观察：双大腿纹是否对称？髋关节脱位侧皮肤皱褶较多,且皮肤纹理比健侧深(腿纹不对称不一定是髋关节脱位,但髋关节脱位一定存在腿纹不对称)。

(3)给孩子更换尿布或洗澡时,可经常听到异常的关节弹响声。

(4)宝宝平卧双足平齐屈膝,可见双膝不等高,提示双下肢不等长。

宝爸、宝妈发现宝宝有以上任何一种异常,一定要及时到医院就诊,让医生判断宝宝是否发生了髋关节脱位,以便早期治疗,争取最好的预后。

3. 发育性髋关节脱位患儿走路时有啥表现?

宝爸、宝妈在宝宝不会走路时没有及时发现宝宝髋关节发育异常的一些现象,也就错过了最好的治疗时机,直到宝宝会走路了才发现:我家的宝宝走路怎么和别的孩子不一样? 髋关节发育不良的宝宝走路有什么特点呢? 简单地说有以下表现:单侧脱位出现跛行,即一瘸一拐;双侧脱位出现像鸭子样走路,左右摇摆。即:单侧脱位"跛行",双侧脱位"鸭步"。

4. 发育性髋关节发育异常保守治疗的最佳时机是什么时候?

细心的宝爸、宝妈及时发现了宝宝的异常情况,经过小儿骨科医生的诊断,确认宝宝是发育性髋关节发育异常后,要及时进行治疗。治疗的最佳时机是出生后的 0~6 个月。

此阶段是治疗发育性髋关节异常的黄金阶段。因为该时段治疗方法简便易行,宝宝依从性好,疗效可靠,并发症少。

5. 发育性髋关节发育异常延误治疗时机的危害有哪些?

发育性髋关节脱位如果不治疗或者延误治疗,随着年龄增大患儿的步态异常会逐渐加重,还会出现髋部疼痛不适,导致髋关节骨关节炎,将严重影响成年后的生活质量。髋关节疼痛是最常见的症状。

髋关节半脱位几乎百分之百会发生骨性关节炎,多发生在 30~40 岁。

双侧高脱位未形成假臼时,表现为腰椎前凸,臀肌行走无力;单侧高脱位未形成假臼时,双下肢不等长是主要的症状,同时会继发脊柱侧弯及同侧膝外翻。

单纯髋臼发育不良越严重,髋关节活动强度越大,越早发生骨性关节炎。

早期发现、早期治疗,让发育性髋关节发育异常对宝宝的危害降到最低。

6. 发育性髋关节脱位的治疗方法有哪些?

尽早发现,早期治疗,是髋关节脱位患儿获得满意疗效的关键。

治疗方法有保守治疗和手术治疗两种。

(1)保守治疗:Pavlik 吊带是治疗 0~6 个月发育性髋关节脱位患儿首选、有效的方法。

闭合复位石膏裤推荐 6~24 个月发育性髋关节脱位患儿使用。

(2)手术治疗:2 岁以上患儿。

目前国际上对发育性髋关节发育异常的治疗已形成了一套标准的治疗流程,如果能早期发现、早期治疗,大多数患儿的髋关节功能可以恢复到正常。年龄越小,治疗效果越好。超过 18 个月的患儿,治疗方法较复杂,效果也不如年龄小的患儿。

7. 发育性髋关节脱位患者髋人字石膏固定后应注意什么?

有的宝宝治疗时需要髋人字石膏固定,看到石膏固定后的宝爸、宝妈愁眉不展,不知道怎样护理宝宝,也不知道该注意哪些方面。下面是一些护理中的注意事项。

(1)石膏固定后干透大约需要 3 天时间,石膏没干透之前需要搬动宝宝时,用手掌托起石膏,避免用手指捏,否则会造成石膏内里凸起压迫宝宝皮肤,长时间的压迫会造成局部皮肤压力性损伤。宝宝年龄小无法说清自己的感受,感到疼痛时可能会出现没有原因的哭闹,家长排除其他原因后,要及时检查石膏表面有没有凹陷,判断是否是石膏对宝宝局部皮肤的压伤。

(2)管理好宝宝的大小便,保持石膏表面清洁干燥,避免被大小便污染,石膏若是长时间受液体的浸泡会变软,坚固性降低,固定作用也会减弱或消失。

(3)帮助宝宝翻身、更换体位时注意保护石膏,避免折断。

(4)避免暴饮暴食,宜少量多餐,避免宝宝不适。

(5)石膏内皮肤痒时,可用冷风朝石膏开口吹,避免将任何物品(如筷子等)伸入石膏内,否则易致皮肤损伤。

8. 发育性髋关节脱位术前为什么要进行牵引治疗? 注意事项有哪些?

需要手术的患儿术前常需要进行皮肤牵引或骨牵引(大部分患儿需骨牵引),牵引是为了克服髋关节周围软组织挛缩,使肌肉松弛,利于术中复位。

牵引后家长须注意以下几个方面。

(1)牵引重量不能随意加减,牵引重量是医生根据患儿的体重计算出来的,过轻起不到牵引目的,过重患儿会感到不适。

(2)牵引绳上不能覆盖衣物、棉被等,牵引的原理是利用身体的重力与反作用力,使身体的长轴与牵引绳呈一条直线,牵引绳上覆盖重物后会压弯牵引绳,分散牵引重量,牵引的力量就减弱了。

(3)身体不能扭曲,与牵引绳和滑轮保持在一条直线上。

(4)牵引锤不能触地,触地后会减弱牵引的力量。

(5)患儿有任何不适请及时与护士联系。

家长要关注患儿的牵引及注意事项,使治疗按计划有序进行。

9. 发育性髋关节脱位患儿手术后应注意什么?

手术是2岁以后发育性髋关节脱位患儿的主要治疗手段。家长都急于知道手术后的患儿该如何护理,下面简单介绍一些手术后的注意事项,供家长参考。

(1)患儿手术是全麻,到病房后要去枕平卧6小时,头偏向一侧,保持呼吸道通畅,保证患儿安全,所以,家长不要急于给患儿垫枕头。

(2)护士会根据患儿麻醉苏醒时间告知家长患儿可以进食水的时间,若患儿没有清醒急于喂食,容易造成患儿呛咳,严重者食物堵塞气道引起窒息,危及患儿生命。因禁食水时间长导致患儿嘴唇干裂,可用棉签蘸少许温水湿润患儿嘴唇。

(3)麻醉清醒可以进食水时,先让患儿喝20~30毫升温水,如无呛咳等不适,再进食清淡易消化食物,如粥、稀面条、蔬菜等。

(4)患儿的引流管护士会妥善固定,家长不要随意挪动,以防引流管脱出,必须挪动时可寻求护士帮助。

(5)不要用衣物、被子等物品覆盖石膏,这样会延缓石膏的干固时间。

(6)护士会指导家长管理好患儿的大小便,以免大小便污染伤口和石膏。

(7)患儿尿管拔出后排尿疼痛是正常现象,鼓励患儿多饮水,起到冲洗尿道的作用。

(8)如果患儿出现不明原因的哭闹,家长又找不到原因,有可能是石膏对骨突部位皮肤有压迫,要及时寻求医护人员帮助。

五、全身性骨病护理

(一)风湿病

1. 什么是风湿病?

风湿性疾病(简称风湿病)是一组疾病,不是单纯的一个疾病,主要侵犯关节、骨骼、肌肉、血管及有关软组织或结缔组织。所有侵犯关节、骨骼、肌肉、血管及软组织或结缔组织的这种疾病都是风湿病。风湿是指关节、关节周围组织、肌肉、骨出现的慢性疼痛。

了解风湿病

2. 风湿病的常见症状有哪些?

风湿病的常见症状有发热,关节肌肉的疼痛和酸痛,有时还有骨骼的疼痛不适,皮肤黏膜出现皮疹、溃疡及雷诺征,常有自身抗体阳性。

(1)发热:发热是风湿病的常见症状。可为低热(37.3~38.0 摄氏度,体温测量以腋温为准,下同)、中等度发热(38.1~39.0 摄氏度),也可为高热(39.1~41.0 摄氏度),热型往往可表现为不规则的发热(发热没有规律性),一般无寒战,抗生素治疗无效,同时红细胞沉降率增快,如系统性红斑狼疮、成人斯蒂尔病(Still 病)、风湿热等,均以发热为首发症状。

(2)疼痛:疼痛是此病的主要症状,也是导致功能障碍的主要原因。风湿病疼痛中,位于关节及其附属结构的疼痛最为常见,而肢体和躯干部位的疼痛也见于内脏和神经系统病变。腰背痛、足跟痛、关节痛、颈肩痛常常是风湿病的主要表现,有时出现关节的肿胀。类风湿关节炎常有对称性的关节肿痛,其中以手指关节、腕关节尤为明显;强直性脊柱炎有腰背痛,休息后加重,可伴有足跟痛;双髋部疼痛等。

(3)皮肤黏膜症状:皮肌炎、多肌炎、系统性红斑狼疮、白塞病、脂膜炎、干燥综合征可有皮疹、光敏感、口腔溃疡、眼部症状、网状青紫、皮肤溃疡等。

(4)雷诺征:硬皮病、类风湿关节炎、混合性结缔组织病、系统性红斑狼疮可出现此种情况。遇冷或情绪激动时指(趾)端出现发白,然后发紫、发红或伴有指(趾)端的麻木、疼痛,严重出现皮肤溃破。

(5)出现肌肉方面表现:可有肌酶升高,肌电图表现为肌源性损害、肌肉疼痛等,如混合性结缔组织病、系统性红斑狼疮、皮肌炎、多肌炎等。

(6)系统损害:有些风湿病可有多个器官的损害,如表现为肾脏损害(蛋白尿、血尿、水肿、高血压、肾功能衰竭)、心脏炎(心包炎、心肌炎)、血液系统损害(白细胞减少、红细胞减少、血小板减少等)、呼吸系统损害(间质性肺炎、胸腔积液)、消化系统损害(肝功能损害)等。

(7)出现自身抗体:抗 DS-DNA 抗体、抗核抗体、抗 ENA 抗体、抗血小板抗体、抗心磷脂抗体、类风湿因子等。

3. 什么是类风湿关节炎?

类风湿关节炎是一种病因未明、慢性的、以关节滑膜炎为特征的进行性自身免疫性疾病。滑膜炎持久反复发作,可导致关节内软骨和骨的破坏、关节功能障碍、畸形甚至残疾,严重者还累及心脏、肾脏、呼吸等系统。最常见的临床表现是手、腕、肘、足、膝、踝、肩及颞颌关节的疼痛、肿胀、积液。

4. 风湿性关节炎和类风湿关节炎有什么区别?

很多人对风湿性关节炎和类风湿关节炎分辨不清楚,其实不要小看这一字之差,这两种疾病的区别其实很大。两种病的区别如下。

(1)发病年龄不同:风湿性关节炎初发年龄以 9～17 岁多见,男女比例相当。类风湿关节炎以中年女性多见。但发病年龄并不是绝对的。

(2)从病因来看:风湿性关节炎虽然发病机制不明,但与遗传、自身免疫、感染有关,据调查有一半以上的风湿性关节炎患者有链球菌感染病史。类风湿关节炎病因可能与自身免疫、感染、遗传有关,其遗传特点明显,类风湿关节炎患者家族中发病率明显增高,感染的病原体有支原体、病毒、细菌等多种。

(3)症状不同:风湿性关节炎以关节和肌肉游走性酸痛、红肿为特征,常累及大关节(膝关节、肘关节等),不造成关节的畸形,有的人还会有环形红斑、舞蹈症、心脏炎的症状。类风湿关节炎以晨僵,手、足、腕、踝、颞颌关节等关节炎,关节畸形为特征,常侵犯小关节(尤其是掌指关节、近端指间关节、腕关节),也会侵及其他大小关节,晚期往往造成关节的畸形;还可出现类风湿结节和心、肺、肾、周围神经及眼睛的病变。

(4)实验室检查不同:风湿性关节炎抗"O"高,类风湿关节炎往往类风湿因子高,CCP、AKA 会出现阳性。

(5)治疗不同:风湿性关节炎以消除链球菌感染为主,同时对于关节疼痛、心脏炎等进行对症处理。类风湿关节炎因会造成关节畸形,所以以防止关节破坏、保护关节功能、最大限度地提高患者的生活质量为目标。用药上尽早应用慢作用抗风湿药,在关节疼痛肿胀期间应用外敷中药控制疼痛等症状。出现内脏并发症时进行相关治疗。

(6)预后不同：经过系统的治疗后，风湿性关节炎关节不遗留变形，类风湿关节炎晚期会出现关节畸形。

5. 类风湿关节炎患者生活中应注意什么？

类风湿手指康复操

类风湿关节炎属于一种慢性疾病，其治疗周期比较长，所以需要患者耐心地接受治疗，在接受治疗的同时，日常生活中也要注意做好护理，以预防跌倒、延缓关节畸形、提高生活质量为主。

(1)避免一个姿势时间过久，至少每小时活动一次。

(2)患者关节受累后往往行动不便，所以家中常用物品需放在最容易拿到的地方，在台阶和楼梯的两侧安装扶手以防跌倒等。

(3)由于肩关节活动受限，必要时可以购买有较长手柄的勺子或设法增加手柄的长度，以协助食物送到口边；不能端水杯者可以用吸管代替；不能用筷子时用勺子或叉子。

(4)平时可用左手开启螺旋形瓶盖，用右手关闭螺旋口瓶盖，以预防和纠正类风湿关节炎所致的腕部向尺侧偏移。

(5)对于下蹲有困难的患者，将蹲式便器改为坐便器或将便器座垫垫高等；无法开关水龙头，可改用按钮式或脚踏式；穿脱衣服困难者，可采用工具如鞋拔和尼龙搭扣等。

(6)步行确有困难时，需要借助一些步行辅助工具如步行器、拐杖等，以支持体重和保持平衡。

类风湿关节炎患者的病情波动与缓解都与其日常生活有着密不可分的关系，因此，应该重视日常生活中的点点滴滴。

6. 什么是强直性脊柱炎？

强直性脊柱炎是一种慢性进行性炎性疾病，主要侵犯骶髂关节、脊柱骨突、脊柱旁软组织及外周关节，并以椎间盘纤维环及附近结缔组织纤维化、骨化及关节强直为主要症状，常伴发眼、肺、心血管、肾等关节外表现。严重者可发生脊柱和髋关节的畸形、强直，是本病致残的主要原因。属风湿病范畴，病因不明。

7. 强直性脊柱炎患者生活中应注意什么？

强制性脊柱炎康复操

强直性脊柱炎患者生活中应注意以下方面：慎起居，避风寒，防潮湿，预防因感受风寒而加重病情。尤其久病体虚之人，不可当风而卧，或睡中以电扇、空调取凉，因体虚百脉空虚，自汗较多，寒气易入内成疾。也就是说如果病的时间较长，身体抵抗力差，生活中要注意保暖，夏天不能贪凉，防止寒气入体加重病情。

由于疾病长期的慢性消耗,患者常有低热、贫血、消瘦、全身骨质疏松等病症,日常应加强营养,增加优质蛋白质(蛋、奶、瘦肉、豆类等)、高维生素(多种蔬菜、水果)食物及钙剂的摄入。

良好的心理状态利于疾病恢复,患者本人应正确认识本病积极面对,保持乐观情绪,心胸宽广,愉快生活。

由于疾病侵犯关节及其周围软组织,平时要多锻炼,把功能锻炼和药物治疗看得同等重要,以减轻或延缓关节僵硬。坚持按医生指导进行治疗与锻炼,以减少关节功能障碍,延缓病程,最大限度地减少致残程度。生活中保持正确的行、坐、立、卧等姿势,最大限度地降低关节畸形程度。遵医嘱坚持用药,不随便停药、换药或增减药量。

除了做好以上方面外,还要定期门诊复查以了解疾病进程,如有二便异常、乏力、恶心等不适时及时就医。

8. 风湿病能否根治?

各种风湿性疾病往往有全身多系统和多器官损害,具有繁杂的症状,常因复杂多变的临床表现而成为疑难杂症。风湿病的病程有些呈慢性、迁延不愈,有些则是暴发起病,诊断和治疗是相当烦琐和复杂的,如果不正规使用药物,常使治疗更加困难。

患者的诊断不仅需要详细的病史资料和查体,而且需要进行各种抗体及影像学等方面的检查,确诊后的治疗更是一个长期的过程。多数风湿病是难以根治的,往往需要长期甚至终生服药。尽管多数风湿病难以根治,但仍是可以治疗的,通过正规、系统的用药,绝大多数的患者可以控制病情、缓解症状、预防残疾、提高生活质量和挽救生命。如果患有风湿病,不进行系统的治疗,常会延误病情,导致残疾甚至危及生命。随着风湿病发病机制研究的深入,风湿病的最新治疗方法如中药单体及复方制剂、生物制剂、干细胞移植等的进一步研究,我们相信在不久的将来,风湿病一定是可以根治的。

若影响肾脏时,可出现腰痛、水肿、高血压、肾绞痛、血尿及急性肾功能衰竭表现。

(二)痛风

1. 什么是痛风?

痛风是嘌呤代谢紊乱和(或)尿酸排泄减少所引起的一组疾病。临床表现为高尿酸血症和尿酸盐结晶沉积(痛风石)所致的急、慢性关节炎。痛风石多在关节、肌腱及其周围沉积,沉积在肾脏可并发尿酸盐肾病、尿酸性尿路结石等,严重者可出现关节致残、肾功能不全。痛风常与肥胖、高脂血症、糖尿病、高血压病以及心脑血管病伴发。

2.痛风的患病原因是什么?

痛风分为原发性和继发性两大类。原发性痛风有一定的家族遗传性,10%～20%的患者有阳性家族史。除1%左右的原发性痛风由先天性酶缺陷引起外,绝大多数发病原因不明。继发性痛风发生于其他疾病过程中,如肾脏病、血液病,或服用某些药物如呋塞米、小剂量阿司匹林及肿瘤放化疗等多种原因引起。它和遗传、体质及日常生活等多种因素有关,而其中重要的一项就是饮食习惯,主要是大量进食嘌呤含量高的食物,如动物肝脏、海鲜及荤腥浓汤汁等。

造成痛风的本质原因是体内尿酸水平的升高,造成了尿酸盐在关节和肾脏部位的沉积。通常来说,造成痛风的主要原因如下:①饮食原因,吃了太多的肉类和海鲜,饮用过多的啤酒之后,人体的尿酸水平升高,就可能造成尿酸盐沉积;②肥胖,肥胖导致的后果是体内尿酸的增加,肾脏无法彻底清除多余的尿酸;③服用了某些药物,这些药物会导致体内尿酸水平升高;④家族史,如果家人患有痛风,那么本人患痛风的概率也会大大增加。

发生痛风的危险因素:肥胖、过量饮酒、高嘌呤饮食、高脂血症。

肥胖可导致胰岛素抵抗,引起肾脏尿酸排泄减少,也能使体内游离脂肪酸增加,通过影响黄嘌呤氧化酶的活性增加尿酸的合成,造成体内尿酸升高,引起痛风。总之,肥胖可使体内尿酸升高,发生痛风的危险性高于体重正常的人。

嘌呤是引发痛风的主要成分。饮入过量酒精是痛风发作的高危因素。啤酒中有大量嘌呤成分,因此诱发痛风的风险最大。一些食物中富含嘌呤,如海鲜、肉类等,这些都可增加痛风发生的风险。饮料中含的果糖可促进尿酸合成、抑制尿酸排泄,升高尿酸水平,引发痛风。

因此,改变饮食习惯,不过量饮酒,减少高嘌呤食物的摄入,控制体重、控制体内尿酸水平显得尤为重要。

3.痛风有哪些临床表现?

初次发病年龄一般为40岁以上,患者95%为男性,女性患者大多出现在绝经期后。可分为急性期、间歇期、慢性关节炎期。当出现以下症状时,要警惕是否患了痛风。

(1)急性期:首发症状通常为急性单关节炎,多发于足部第一跖趾关节处,表现为夜间或凌晨,关节突然疼痛而惊醒、如刀割样剧痛,进行性加重于24～48 h达到高峰。

(2)间歇期:症状一般不明显,随着病情的进展,间歇期会缩短,如果不预防,每年发作次数会增加。

(3)慢性关节炎期:痛风石,常见于足趾、手指、腕、踝、肘、膝等关节周围,典型部位在耳郭,大到鸡蛋、小到芝麻。为黄白色赘生物,表面菲薄,破溃后排出白色粉末状或糊状物,经久不愈,但较少继发感染。重者会出现关节肿痛、畸形等。

4. 生活中怎样识别和预防痛风的发生?

痛风是一种常见且复杂的关节炎类型,各个年龄段均可能罹患本病,男性发病率高于女性。痛风患者发病急,经常会在夜晚,关节部位出现突然性疼痛、红肿和炎症,常持续几天或几周不等,容易与关节扭伤相混淆。日常生活中怎样识别和预防痛风的发生呢?

痛风引起的关节疼痛常见于足踝处,其他关节也偶有发生,如膝关节,同时大多伴紫红色皮肤色斑。膝关节红肿容易误认为是膝关节滑膜炎,要结合情况进行判断,必要时做尿酸检查及超声检查进行确诊治疗。

预防痛风发作要常食用豆制品、牛奶、酸奶、新鲜的蔬菜水果等。研究表明:大豆食品富含蛋白质、大豆异黄酮和不饱和脂肪酸,高尿酸血症患者给予豆类高蛋白饮食 3 个月,血尿酸水平显著降低。无论短期还是长期摄入奶制品,特别是脱脂牛奶及低热量酸奶都会降低尿酸水平,预防痛风的发生。另外牛奶中的糖巨肽和 G600 均有抗炎的作用,通过减轻单钠尿酸盐在关节的炎症反应,减轻痛风急性发作。以蔬菜为主的饮食可以降低尿酸水平,即使食用菠菜也观察到同样的效果。而樱桃所含的花青素具有降低尿酸、抗炎、抗氧化作用,可防止痛风的发作。

所以控制体重、避免经常饮酒和进食海鲜烧烤类高嘌呤食物,限制含果糖食物的摄入,多食用豆制品、奶类、蔬菜、水果等对预防痛风有一定帮助。

(三)骨质疏松

1. 什么是骨质疏松? 骨质疏松与骨密度有何关系?

骨质疏松即骨质疏松症,是多种原因引起的一组骨病,本病是以单位体积内骨组织量减少为特点的代谢性骨病变,中老年人多发。骨组织有正常的钙化,钙盐与基质成正常比例,以单位体积内骨组织量减少为特点的代谢性骨病变。在多数骨质疏松患者中,骨组织的减少主要由骨质吸收增多所致。临床以骨骼疼痛、易于骨折为特征,以胸、腰椎椎体压缩性骨折、桡骨远端骨折及股骨颈骨折较常见。

骨密度是骨质量的一个重要标志,反映骨质疏松程度,是预测骨折危险性的重要依据。骨密度全称骨骼矿物质密度，是骨骼强度的一个重要指标，以 g/cm³ 为单位，是一个绝对值。在临床使用骨密度值时由于不同的骨密度检测仪的绝对值不同，通常使用 T 值判断骨密度是否正常。T 值是一个相对值，正常参考值在 −1 和 +1 之间。当 T 值 > −1，骨密度正常；当 T 值在 −1 ～ −2.5 之间，骨量减少；当 T 值 ≤ −2.5，骨质疏松；当 T 值 ≤ −2.5，同时伴有 1 个以上部位的脆性骨折，严重骨质疏松。

2. 骨质疏松症常见临床表现有哪些？

骨痛、脊柱变形和发生脆性骨折是骨质疏松症最典型的临床表现。但许多骨质疏松症患者早期常无明显的症状，往往在骨折发生后经 X 射线或骨密度检查时才发现已有骨质疏松改变。了解骨质疏松的常见症状，生活中可引起大家的重视。

（1）骨痛患者可有腰背酸痛或周身酸痛，负荷增加时疼痛加重或活动受限，严重时翻身、起坐及行走有困难。

（2）脊柱变形骨质疏松严重者可有身高缩短和驼背，脊柱畸形和伸展受限。若发生胸椎压缩性骨折会导致胸廓畸形，影响心、肺功能；腰椎骨折可能会改变腹部解剖位置结构，导致便秘、腹痛、腹胀、食欲降低和过早饱胀感等。

（3）脆性骨折是骨质疏松症的最严重后果，指低能量或者非暴力骨折，如日常活动中发生的骨折为脆性骨折。发生脆性骨折的常见部位为胸、腰椎、髋部、桡、尺骨远端和肱骨近端。其他部位亦可发生骨折。发生过一次脆性骨折后，再次发生骨折的风险明显增高。

（4）胸、腰椎压缩性骨折后，胸腔容积发生改变致呼吸功能下降。脊椎后弯，胸廓畸形，可使肺活量和最大换气量显著减少，患者往往可出现胸闷、气短、呼吸困难等症状。

一旦出现上述症状，应及时到医院就诊，早期诊断，尽早治疗，以免导致严重后果。

3. 骨质为什么会变疏松？

骨质疏松

骨质疏松常发生在老年人身上，随着年龄的增长，人体各方面功能将会开始下降，骨质再生能力减弱，从而导致骨质疏松，而正常人每天骨质中旧的骨质发生破坏分解，新的骨质将会再生，人体骨头常处于破坏——新生之间的平衡之中，如果新生骨质不足，这种平衡将会被打破，人体骨骼将会变得疏松。骨质疏松发生的原因很多，下面从饮食、活动量、内分泌、年龄、药物等方面进行分述。

（1）饮食因素：长期吸烟、饮酒、营养缺乏等。对女性来说，烟草中的成

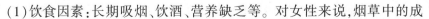

分会使体内雌激素减少,容易造成绝经过早;酒精对骨骼有毒性作用,过量酒精还会损害肝脏,使维生素 D 合成减少,影响肠道对维生素 D 和钙剂的吸收;而咖啡、茶和可乐中的咖啡因,过量摄入后会产生轻度利尿作用,尿量增加就会增加尿钙排出、粪钙排出,引发骨质疏松。

(2)活动量不足:运动时神经内分泌调节为骨骼提供充分的矿物营养,使全身和局部骨钙含量增加;运动还可以对骨骼产生一定的机械刺激,激发成骨细胞的活性,增加骨的形成;运动锻炼还可使绝经期妇女的雌激素分泌轻度增加。如果活动量不足,成骨细胞的细胞活性相对较低,会逐步发生骨质疏松。

(3)内分泌因素:雌激素和雄激素均与成骨细胞和破骨细胞的平衡有关;缺乏雌激素,可引起骨吸收大于骨形成,并抑制肠钙吸收和尿钙重吸收,导致骨量丢失。

(4)年龄:随着年龄的增长钙吸收出现异常,人体对营养的吸收能力下降造成钙吸收不足,或饮食中含钙量低造成钙摄入不足等。

(5)药物因素:①糖皮质激素类药物。脊椎 X 射线检查发现,长期应用促肾上腺皮质激素释放激素的患者中,大约71%出现脱钙现象,33%出现压缩性骨折。②抗癫痫药物。长期服用苯妥英钠、苯巴比妥等抗癫痫药,可因其促进维生素降解及消化道对钙的吸收减少而导致低钙血症,引起骨质疏松症或者自发性骨折。③甲状腺激素。使钙、磷运转失调,引起骨骼系统脱钙,骨吸收增加而导致骨质疏松症。④肝素。患者使用肝素超过 4 个月就可能发生骨质疏松症或者自发性骨折。除上述药物外,使用某些化疗药或长期使用异烟肼及锂制剂等,也有诱发药源性骨质疏松的可能。

总之,发生骨质疏松的原因有很多,平时要注意改变不良的饮食习惯、避免过于剧烈的运动,可以多食新鲜水果、蔬菜,同时不要忘记经常锻炼身体。

4. 什么样的人容易患骨质疏松症?

随着我国老龄化日益严重,骨质疏松发病率也在逐年上升,据有关数据统计,我国60岁以上人群中骨质疏松发病率为56%,其中女性占比高达60%~70%。相当于每2个老年人中就有1个骨质疏松患者。那么哪些人容易患骨质疏松呢?

(1)有遗传病者。

(2)绝经后的女性由于雌激素缺乏,可导致骨质疏松。

(3)低骨量者(骨密度 T 值低于同性别、同种族正常成人 1~2.5 个标准差)。

(4)年龄大于 65 岁人群,随着年龄增长,吸收能力下降,致使钙的吸收量减少。

（5）性腺功能低下者。

（6）长期营养缺乏者及缺少日光照射，维生素 D 转化为钙需要阳光的照射，所以要多晒太阳增加钙的吸收。

（7）运动量较少的人。

（8）体重过低的人。

（9）其他易发因素如吸烟、饮酒、喝咖啡、用药不当等。

5. 女性为什么更容易患骨质疏松?

不论男女，都会发生骨质疏松症，但女性罹患的概率高于男性。女性特别是到了更年期或 50 岁以后，由于体内雌激素水平的急速下降，导致骨骼中钙含量的丢失，钙盐的减少使骨的坚固程度下降，易发生骨质疏松，特别是女性绝经后 6 ~ 10 年内，骨量丢失最为严重，以后转为慢性丢失。随着女性年龄的增长，活动量日益减少，尤其是户外活动的减少，导致骨骼所受到的应力刺激越来越少，从而导致骨骼当中钙盐的丢失，钙含量的降低引起骨质疏松的发生。所以对于骨质疏松，尤其是老年女性，我们要注意预防，要多参加户外活动，提早进行补钙治疗。

6. 怎样才能知道自己是否有骨质疏松?

通常人到了 50 岁，身体会患有骨质疏松，很多老年人会感到膝盖痛、腰痛，骨质疏松也成了人们生活中非常常见的一种疾病，那么如何判断自己是否有骨质疏松，可以从出现的症状和实验室检查确定。

（1）建议 50 岁以上的女性及 60 岁以上的男性定期做骨密度检查。骨密度正常值为 $-1 < T < 1$，$-2.5 < T \leq -1$ 为骨量减少，$T \leq -2.5$ 为骨质疏松，$T \leq -2.5$ 并出现一处或多处骨折，或 $T \leq -3$ 为严重骨质疏松。根据检查结果可判断自己是否骨量减少或骨质疏松，也可咨询医生（表1）。

表1　骨质疏松诊断标准

分期	标准
正常	$T > -1.0$
骨量减低	$-1 \geq T > -2.5$
骨质疏松症	$T \leq -2.5$
重度骨质疏松症	$T \leq -2.5$ 并伴有一处或更多处的骨折

（2）在原发性骨质疏松症中，血清钙、磷及碱性磷酸酶水平通常是正常

的,骨折后数月碱性磷酸酶水平可增高。

（3）原发性骨质疏松症者,血甲状旁腺激素水平可正常或升高。

（4）骨更新的标记物:骨质疏松症患者部分血清生化指标可以反映骨转换（包括骨形成和骨吸收）状态,这些生化测量指标包括骨特异的碱性磷酸酶（反应骨形成）、抗酒石酸酸性磷酸酶（反应骨吸收）、骨钙素（反应骨形成）、I型原胶原肽（反应骨形成）、尿吡啶啉和脱氧吡啶啉（反应骨吸收）、I型胶原的 N-C-末端交联肽（反应骨吸收）。

（5）晨尿钙/肌酐比值正常比值为 0.13±0.01,尿钙排量过多则比值增高,提示有骨吸收率增加的可能。

7. 为什么说骨质疏松症是"寂静的杀手"?

大部分骨质疏松症患者在早期没有任何症状,只有少部分人会出现腰背酸痛或周身酸痛,负荷增加时疼痛加重或活动受限等全身骨痛症状。这一症状并不会被当作骨质疏松症所特有,不具有特异性,很容易被误以为是腰椎间盘突出或者关节炎等退行性疾病。甚至,很多患者直到出现骨折,才意识到自己早就存在骨质疏松了。骨质疏松在悄悄地危害着人们的健康,所以要定期体检以确定是否有骨质疏松,并及时干预、及时治疗。

8. 单纯补钙能治疗骨质疏松吗?

骨质疏松症是一种以骨量低下、骨微结构破坏导致骨脆性增加、易发生骨折为特征的全身性骨病。身体里破骨细胞的破坏力很强,远远超过成骨细胞的建造力,新骨生成的作用明显减弱,即破骨细胞的能力明显强于成骨细胞,因此抑制破骨细胞的作用对老年人预防骨质疏松是非常重要的。此外骨质疏松是多因素共同作用的结果,所以单纯补钙是不能达到治疗效果的。

9. 喝骨头汤能防止骨质疏松吗?

骨头汤里的确含有丰富的蛋白质、脂肪等营养物质。但经检测证明,骨头汤里的钙含量非常少,远远不如牛奶,而且骨头汤里更缺少具有促进钙吸收的维生素 D。所以,喝骨头汤并不能防止骨质疏松,此外骨头汤内含有丰富的脂肪,多喝骨头汤反而可能会增加高血脂和高血尿酸的风险。

10. 哪些体育运动不适合骨质疏松患者?

体育运动可以强健身体,但对患有骨质疏松的人,因其骨骼的坚韧性下降,致骨折的危险性增高,并不是所有的体育运动都适合,骨质疏松患者不适合进行以下运动。

（1）不要做跳高、跑步等高强度运动。这些运动会增加对脊柱和下肢的压力，使脆弱的骨骼更容易折断，即使是身体健壮的人，也要避免剧烈的拉伸和快速运动，运动时要控制速度和姿势。

（2）不要向前弯腰、扭腰、触摸脚趾、仰卧起坐，或用划船器械锻炼等。这类运动同样会增加对脊柱的压力。还有其他一些需要经常弯腰、扭腰的运动，比如打高尔夫球、保龄球和练瑜伽等，也不要练习，以免造成运动损伤。

（3）不要做屏气用力地运动，此类运动易发生呼吸肌的损伤和肺损伤，引起自发性气胸。

（4）不要做对抗性强的运动，防止运动性损伤。

骨质疏松患者一定要慎重选择运动项目，应该根据自己的身体状况来选择适合自己的锻炼项目。美国运动医学学会最新研究成果显示，负重有氧运动对骨骼发展很重要，是预防骨质疏松的最好运动方式。一般选择散步、慢跑、踏车、登台阶、打太极拳等运动，动作的速度和幅度相对较小，既能刺激骨骼，增加或维持骨量，防止骨量过多丢失，又可以增加肌肉力量，有效地防止骨质疏松引起的骨折。

11.骨质疏松患者的居家环境需要注意哪些问题？

骨质疏松患者一旦发生骨折，极易造成肢体残障，并且老年人常伴有高血压、心脏病、糖尿病等慢性疾病，时间较长，骨折愈合慢，需要经历长期的康复过程，患者的身心受到很大的影响。那么如何保持居家环境舒适、便利，防止骨质疏松患者跌倒而造成骨折呢？

（1）保持房子干净清洁，堆积的杂物都要清除掉。

（2）在光滑的地板上铺上地毯。

（3）电线、电话线要远离地板。

（4）在走道上、洗手间和浴室附近安上扶手。

（5）居室里物品的摆放，间距宽敞，要以不妨碍老年人行走为原则。

（6）居室里桌椅等家具应稳固，不能摇摆晃动。

（7）在洗手间和浴室地板上放些橡胶垫防滑，老年人最好不要穿拖鞋。

（8）房间宽敞明亮，保持空气新鲜及足够的阳光照射。

（9）卧室的床铺要为硬木板床，这样会减少脊柱变形的可能，同时可以预防骨质疏松性腰背疼痛。

（10）楼梯、过道、卫生间的照明要充足，地面要保持干燥，不要有积水。

12.如何预防老年人发生骨折？

患有骨质疏松症的人，一般很容易骨折。在治疗骨质疏松症的同时，预防骨折的发生是骨质疏松症治疗中的重要内容。老年人发生骨折后多数需要手术治疗,加上年龄大、生活自理能力较差,或伤前患有高血压、冠心病、中风、糖尿病等疾病,故预后往往较差。如何才能预防老年人骨折呢? 应注意以下几个方面。

(1)老年人首要要预防或延缓骨质疏松的发生,维持老年人骨骼中骨的含量,尽量减少骨量的丢失,减轻或避免发生骨质疏松症,使老年人骨骼有一定的韧性。

(2)加强老年人肌肉、关节的功能锻炼。提高肌肉的力量及关节的灵活性,具有对抗外力、减少外伤的作用。

(3)改变生活方式:包括以下几个方面。

科学锻炼:积极地在教练的指导下进行科学的负重锻炼,骨骼是用来负重的,缺少负重锻炼,骨质必然疏松,另外在负重锻炼的同时也锻炼了自己的肌肉,只有在肌肉力量强大时,老年人才有可能实行自我保护。

平衡膳食:合理膳食,多食用含钙、磷高的食品,如鱼、虾、牛奶、乳制品、骨头汤、鸡蛋、豆类、杂粮、水果、坚果、绿叶蔬菜等。少吃糖及食盐,动物蛋白不宜过多。

充足的睡眠:老年人睡眠相对较少,但每天要尽可能保持 6 小时以上睡眠时间,中午要小睡一会儿。

控制起床速度:老年人从平卧的姿势突然坐立和起立都会因为大脑缺血而失去身体重心的平衡导致摔跤,这一点要特别注意。

控制体重:老年人也要控制体重,因体重过大会造成对脊柱、髋部、关节的压力增加,避免体重过大增加脆性骨折的机会。

(4)如果老年人依然要参加工作,不宜参加运动量较大的工作,这样容易摔伤。

(5)提高老年人自我预防骨折的意识。如做家务活、外出行走、乘坐交通工具时,时时刻刻要想到勿受外力,否则较小的外力即可发生骨折。延缓大脑、视力的衰退,提高对事物的反应能力。

(6)了解自己对药物的不良反应。任何药物都有副作用,一些药物可能会增加摔跤的发生率。导致头晕或失去平衡的药物有以下几种:①止痛药或安眠药;②降血压药物;③抗抑郁病药物;④抗惊厥、抗痉挛药物;⑤肌肉弛缓药物;⑥一些医治心脏的药物;⑦其他药物,如一些皮质类甾醇,容易引起骨质疏松症或骨折。

(7)注意身体状况:人老了之后,很多慢性疾病相继而来。有些疾病会影响体力和身体器官功能,增加摔倒的概率。关节炎因疼痛和功能障碍会使人难以步行;视力问题也会增加摔跤的概率;慢性肺炎、甲状腺功能亢进、癌症、慢性肝炎、慢性肾疾病和子宫内膜异位等疾病都对引起骨折有一定的影响。

综上所述：多运动，注意饮食和自我保护是预防老年性骨折的办法。

(四)骨髓炎

1.什么是骨髓炎?

骨髓炎是指化脓性细菌感染骨髓、骨皮质和骨膜而引起的炎症性疾病，中医称为"骨痈疽"。因感染使骨与骨周围组织遭到破坏，使功能受限。

2.常见骨髓炎类型及临床表现有哪些?

在生活和临床中，比较常见的骨髓炎有急性骨髓炎、慢性骨髓炎、创伤性骨髓炎及硬化性骨髓炎，各型的临床表现分别述之。

(1)急性骨髓炎：是指骨组织受到细菌侵袭而引起的急性炎症，中医称"附骨痈"。全身主要表现有寒战、高热、恶心、呕吐；体温急剧上升、白细胞升高、红细胞沉降率加快、汗出而热不退，患者出现烦躁不安、嗜睡、并能引起中毒性休克。受到侵犯的骨组织局部表现：疼痛、红肿、皮温高、触压痛，剧烈压痛点多局限于干骺端处。

(2)慢性骨髓炎：中医称"附骨疽"。常由于急性骨髓炎未能彻底控制、治疗不当或发现不及时而导致。全身主要表现：慢性骨髓炎急性期也出现急性骨髓炎全身表现，病程较长，因消耗较大患者呈慢性病病容，苍白、消瘦、体温稍高。局部表现：病变肢体畸形、关节僵直、脱位、骨折等；局部钝痛、红肿、压痛明显、色素沉着、有多处瘢痕、窦口，并有脓液流出。少数患者可同时并发关节炎或病理性骨折。个别患者局部上皮细胞过度增生可发生癌变。

(3)创伤性骨髓炎：骨的开放性骨折或骨科手术后感染形成的骨髓炎称创伤性骨髓炎。创伤性骨髓炎是战争时期常见的疾病，由于现代工业、交通日益发达，因事故造成的严重开放性骨折明显增多，开放性骨关节损伤所引起的感染亦成为常见的骨科疾病。急性期及慢性期临床症状如上述(1)型和(2)型。

(4)硬化性骨髓炎：硬化性骨髓炎是骨组织的一种低毒性感染。由于骨组织感染后有强烈的成骨反应，引起骨质硬化，病程长，易复发，故又名慢性硬化性骨髓炎。此型病程发展缓慢，病程长，全身症状较轻。自觉患部持续性钝痛或胀痛，时轻时重，夜间加剧，久站或步行过多或过度疲劳时疼痛加剧。局部有压痛。上述症状长期存在，可反复加重，偶有病灶穿破皮肤时分泌物流出，全身发热者甚少，血液细菌培养一般均阴性，白细胞计数正常，红细胞沉降率稍增快。

3. 哪些人易得骨髓炎?

生活中,经常有人会问:我俩的伤口一样,我的怎么愈合的这么好,他的怎么就长不好呢? 我的孩子平时身体挺好的,怎么会得骨髓炎呢? 我们来简单了解一下哪些人易得骨髓炎。

(1)急性化脓性骨髓炎多发生于儿童,2～12 岁的小儿约占患者总人数的 80%,男孩多于女孩。男女之比约 4∶1。因骨髓炎发病多为外感入里,湿热流注体内,流经于筋骨关节而发病,因此我国南方湿热地区和卫生条件差的广大农村地区发病率高。创伤性骨髓炎多发生于汽车司机和矿业工人。

(2)中医认为骨髓炎的病因病机如下:余毒流注、筋骨损伤、外感六淫、七情内伤、房事过度,依据以上病因,以下人群易患骨髓炎:①体表有疔疮疖肿,或患有斑疹、伤寒、猩红热、化脓性扁桃体炎、蜂窝组织炎等人,因治疗失当,余毒未尽,湿热流注筋骨而发病。②开放性骨折患者的伤口处理不及时或不当,易感染形成骨髓炎。③体质虚弱之人因卫气不固,易感寒暑湿之邪,客于肌肤,流于筋骨而发病。④情绪郁结患者易致脏腑功能失调,气血不足,正气虚弱,邪毒郁于体内而发病。⑤过度纵欲之人肝肾亏虚,筋骨不健,邪毒乘虚入骨。

4. 慢性骨髓炎会发生哪些并发症?

慢性骨髓炎患者因病程较长,疾病久治不愈,常会出现以下并发症。

(1)畸形:由于骨骺受炎症的刺激,使患肢过度生长而变长;或因骨骺板破坏,影响发育,结果肢体短缩;骨骺板一侧受破坏,发育不对称,使关节呈内翻或外翻畸形;由于软组织瘢痕挛缩,也可引起屈曲畸形。

(2)关节强直:由于感染扩散到关节内,使关节软骨面遭到破坏,导致关节呈纤维性或骨性强直。

(3)癌变:窦道口皮肤由于不断受分泌物、脓液的刺激,可诱发癌变,常见为鳞状上皮癌。

5. 骨髓炎的药物治疗方法有哪些?

得了骨髓炎,大部分人首先想到的是应用抗生素,殊不知长期使用抗生素会导致许多不良反应,给我们的机体带来非常大的伤害,那有人会问:不用抗生素,还有别的办法吗? 当然有。我们可以采用以下方法。

(1)中药内服:①密切观察患者局部情况、生命体征及舌脉变化,及时准确记录,为动态辩证选方提供依据。内服中药可达到解毒、活血、通络、补益之功效。②辩证给药。高热实证者宜冷服,虚证者宜温服,活血破血药孕妇忌用。

（2）外用中药：过敏体质及孕妇慎用。清洁患处皮肤，有窦道者清理窦道内分泌物。外敷药膏时评估局部皮肤情况，皮肤破损勿用，药膏涂抹均匀适量，纱布覆盖，减少药膏外渗。

敷药：用膏药、软膏、药散等直接敷于患处，如骨炎膏、生肌膏、驳骨散等。

药粉：洒于创面，如红升丹、白降丹等有祛腐拔毒，生肌长肉之功效。

中药外洗：包括泡洗、淋洗或灌洗、熏蒸等，可用医院专用的骨髓炎外洗方剂进行治疗。

6.骨髓炎患者进行中药外洗时应注意哪些？

根据伤口的不同，选择中药泡洗、淋洗或灌洗。外洗时药液温度 38～43 摄氏度，时间 30 分钟。

（1）将药液放入外洗袋内，使药液完全浸泡需治疗部位。

（2）有外固定架固定者，外洗时创面浸泡受限，用无菌纱布协助泡洗。

（3）有窦道者，用无针头注射器抽取中药药液，注入窦道，进行反复冲洗。冲洗完毕，窦道周边皮肤完好者，使用真空拔罐器对准窦道口吸滞留在窦道内的残留脓液和药液，窦道周边皮肤破损者，用注射器抽吸。

（4）泡和洗的过程中患者若感到药液温度高或其他不适，及时告知工作人员。询问患者感觉，观察用药反应。

（5）外洗时间要控制在 20～30 分钟，不要贪图时间长。因久病使患处周围皮肤感觉迟钝、弹性降低，外洗时间长易导致烫伤。

（6）外洗结束后，协助患者将患肢移出，擦干药液，换药包扎，取舒适体位。

7.骨髓炎患者手术前应做哪些准备？

（1）增加营养，纠正贫血及低蛋白血症，提高机体抗病能力。

（2）做好防护，防止外邪入侵体内，术后无法下床所以要提前练习床上大小便，清洁局部皮肤。

（3）学会功能锻炼方法，如深呼吸、咳嗽、扩胸锻炼等。

（4）戒烟。

（5）给予情志干预，保持心情愉快，可听五行音乐之角调以缓解其焦虑情绪。最佳曲目《紫竹调》。最佳欣赏时间为 21：00 至 23：00。

8.骨髓炎患者手术后应怎样护理？

（1）注意观察伤口有无渗血、末梢血运感觉及活动情况。

（2）合理安置体位,外固定架固定的患者,注意观察针眼处有无红肿渗出,活动搬移过程中用双手稳托外固定架,防碰撞或拉挂,防止移动时用力不当诱发病理性骨折。

（3）保持平和乐观心态,可听五行音乐之角调以缓解其术后不适情绪。最佳曲目:《胡笳十八拍》。最佳欣赏时间为 19:00 至 23:00。

（4）饮食多样化,加强营养,保持大便通畅。

（5）及时刷牙,不能刷牙者用淡盐水漱口,不影响病情的情况下可进行擦澡,但要注意不能受凉,勤换衣物,防止并发症发生。

（6）了解药物的不良反应,有不适应及时告知医护人员。

9. 骨髓灌注冲洗术患者应注意什么?

（1）冲洗引流管道妥善固定后,在翻身或活动时保护好引流管,不让引流管受到牵拉、扭曲、受压、堵塞和脱出,另外,引流袋位置不能高于伤口,以免引流液反流。

（2）观察引流液的性质、颜色变化、出入量是否相符,局部有无红肿及渗血、渗液的情况。

（3）封闭负压吸引术后的注意事项:①保持引流管道通畅,防止引流管扭曲、受压、折叠、滑出,保持在最佳负压吸引状态。②密切观察引流物性质及引流量。③保持负压装置持续有效。注意观察 VSD 膜与皮肤是否贴附紧密,接头是否漏气。④负压维持时间:一次负压密封引流可维持有效引流 5~7 天。

10. 手术后骨搬移患者怎样自我护理?

在介绍骨搬移患者的护理之前,我们首先了解一下,什么是骨搬移? 从骨科的角度讲,骨搬移是研究如何长骨头(骨再生)的方法,也是解决骨头不长(骨不连接、骨缺损)的技术。那么为什么要做骨搬移呢? 骨搬移可以治疗各种原因造成的骨折不愈合、骨缺损,如骨折内固定手术后发生的骨髓炎、骨不连接、骨缺损、膝关节僵直等骨折病。它的神奇之处主要在于利用了"时间变量",即通过每天 1 毫米的速度搬移截骨后有活性的骨块,这种慢性牵拉和压边力的刺激可使人体组织的再生、修复功能达到一种旺盛状态。最重要的是毛细血管网络的首次建立,丰富的血液循环为骨组织的转化、修复和重建奠定了基础。了解骨搬移后,我们应该做好以下护理工作。

一般术后 7~10 天即开始搬移活性骨块,调整环形外固定架 1 次/天,每次旋转外固定架螺母 360°,即延长 1 毫米/天,开始每天分 4~6 次完成。骨搬移的原则是"宁慢勿快"。延长 15 天后行 X 射线片检查,根据拍片结果调整搬移速度。开始时由医护人员进行调整,逐步让患者或家属参与,以便患者出院后自己操作。但是患者或家属调整时,不能图快。

11. 骨髓炎皮瓣移植术后有哪些注意事项?

对于创面难于愈合,皮肤情况非常差的骨髓炎患者,可以给予皮瓣移植手术,因为皮瓣手术是进行血管移植的手术,手术后的护理非常重要,皮瓣是否成活,决定着手术是否成功,所以要注意以下几个方面。

(1)术后安置患者平卧位,抬高供、受区肢体高于心脏水平并制动,防止血管吻接处受压扭曲而影响移植物的血供;术后注意局部勿受压,防止皮瓣缺血坏死,烤灯照射一般用 60 瓦灯泡,灯距 35~45 厘米,防止烫伤。

(2)皮瓣移植术后,观察皮瓣的温度、颜色、毛细血管充盈等情况。急性血循环障碍一般发生于术后 24 小时内,因此,术后 48 小时内每 30 分钟观察并记录 1 次。观察毛细血管充盈反应,压迫移植皮肤呈苍白,压迫物移去后皮色应在 1~2 秒内转红润。如超过 5 秒或反应不明显都应考虑有循环障碍的存在。发生血管危象时力争在 6 小时内重建血供。

(3)注意观察有无局部出血和水肿。一旦发现局部性出血,首先查明原因。出血量较多,移植物发生血液循环障碍者,应立即通知医生进行手术探查。皮瓣水肿者应抬高肢体,促进静脉回流,可局部药敷,必要时可拆除部分缝线,或采取放血疗法,注意观察疗效。

(4)患者疼痛时可用镇痛剂,因疼痛有强烈的缩血管作用,如不及时处理,可导致血管腔闭塞或血栓形成。

(5)预防血管痉挛。血管痉挛是常见并发症之一,如不及时处理,可造成管腔闭塞或血栓形成,导致移植手术失败。患肢制动,保证体位舒适。加强保温防寒,病室温度控制在 25 摄氏度左右,皮瓣部位 60 瓦烤灯照射,调节灯距 30~45 厘米,持续照射 3~5 天,必要时局部可放置电热毯。因香烟中的尼古丁会导致血管收缩使皮瓣血液循环不通,因此患者要严格戒烟并禁止病房内其他人吸烟。

(6)术后有引流管的患者活动或翻身时避免牵拉、扭曲引流管,防止引流管脱出。观察引流量和引流液性质。引流量过多,可能有活动性出血发生,引流量过少,注意检查是否有引流管堵塞。

(7)在病情允许的情况下,尽早进行功能锻炼,遵循循序渐进的原则,严禁暴力活动,预防病理性骨折。

12. 骨髓炎患者如何进行康复护理?

好多患者觉得手术以后就万事大吉了,其实不然,术后的康复护理是至关重要的,对于患者的伤口愈合起重要作用,我们从以下几个方面了解。

(1)生活起居:做好个人卫生,保持伤肢清洁,做好手卫生宣教,防止交

骨髓炎患者的
护理与康复

叉感染。注意保暖。饮食有节,起居有常,顺应时令,防止发生呼吸道感染及其他并发症,加强营养,增强机体抵抗力。

(2)情志护理:与治疗成功的患者交谈,病友间可交流治疗体会,增强战胜疾病的信心。家属要多陪伴患者,亲朋好友多给予关爱和情感支持。情绪烦躁时,护士给予安抚,可使用安神静志法,指导患者闭目静心全身放松,平静呼吸,以达到周身气血流通舒畅。如深呼吸、叹气、打哈欠等渐进性肌肉放松疗法、闭目静思、适当的气功疗法、五行音乐疗法等方法。

(3)饮食指导:饮食上可根据骨髓炎分期食用不同的食物。

热毒蕴结期(慢性骨髓炎急性发作):饮食宜清热解毒之品,如绿豆、冬瓜、苦瓜、菊花、海带、荷叶、鸭肉等,忌食辛辣、燥热、肥腻等生痰助湿之品。食疗方:薏仁绿豆粥、冬瓜排骨汤等。

正虚邪滞(慢性骨髓炎急性期过后病情稳定):宜食补益气血,化瘀解毒之品,如黄芪、龙眼肉、山药、红枣、猪血等。食疗方:黄芪大枣粥、山药猪蹄煲。

肾虚瘀阻(久病不愈、窦道死骨脱出、肉芽新生):饮食宜调养肝肾、祛腐敛疮之品,如动物肝脏、香菇、木耳、黑芝麻、牛奶、瘦肉、羊肉、狗肉等。食疗如红枣乌鸡汤、白果狗肉煲、当归羊肉煲等。

13. 骨髓炎患者如何正确做功能锻炼?

随着社会的发展,人类对生活质量的要求也是越来越高,那么肢体功能的恢复度就显得尤其重要,有效的功能锻炼可促进伤肢的早日康复。

(1)急性期患者禁止锻炼,患肢适当固定并略抬高 15～30 度,以利于静脉回流,减轻肿胀,限制患肢活动,防止病理性骨折的发生。

(2)手术麻醉消失后,遵医嘱在护士指导下进行深呼吸及咳嗽、握拳伸指、推移髌骨、踝关节跖屈背伸、健足支床、拱腰、抬臀等锻炼,辅以按摩受压部位皮肤,以主动运动为主,严禁过度被动活动,防止病理性骨折。

(3)外固定去除及交腿皮瓣断蒂术后,遵医嘱可扶拐下床活动,学会正确用拐,防跌倒,逐渐增加主动运动量,功能锻炼循序渐进,以不疲劳为宜。

六、下肢静脉血栓

1. 什么是深静脉血栓形成？

深静脉血栓形成（简称 DVT）是指血液在深静脉腔内不正常的凝结，阻塞静脉管腔，导致静脉回流障碍的一种疾病。全身主干静脉均可发病，以左下肢多见，若未及时治疗，将造成慢性深静脉功能不全，影响生活和工作，甚至致残。在急性阶段由血栓脱落引发的肺栓塞是临床猝死的常见原因之一。

2. 下肢静脉血栓和动脉血栓有什么不同？

下肢静脉血栓是常见的周围血管疾病，可导致静脉瓣膜功能不全及并发肺栓塞。可以向心性延伸至下腔静脉，甚至堵塞肾静脉引起肾功能衰竭进而威胁生命。

动脉血栓常见于心脏和脑血管等。心脏动脉出现血栓后可出现心肌梗死，脑血管可出现脑梗死。下肢动脉出现血栓后就会出现下肢的缺血性病变等。两者的具体区别有哪些呢？

(1)疼痛：下肢动脉血栓最早出现的症状为患肢突发剧烈疼痛，以近心端渐向远心端处延伸；下肢静脉血栓局部疼痛或胀痛，行走后加剧，轻者局部仅感沉重。

(2)皮肤颜色：下肢动脉血栓皮肤呈蜡样苍白，患肢皮温下降。下肢静脉血栓皮肤呈暗红色或青紫色，皮温降低。

(3)肢体肿胀：下肢动脉血栓无肿胀或轻度肿胀，静脉血栓肿胀严重。

(4)危害：下肢动脉血栓栓子脱出会使远端动脉堵塞，造成肢体缺血性坏死；下肢静脉血栓脱落后，栓子随血液循环，易造成肺栓塞导致呼吸困难，甚至死亡。

3. 下肢静脉血栓形成的相关因素有哪些？

下肢静脉血栓形成包括以下三个方面因素。

(1)静脉内膜损伤因素：机械性创伤、化学性损伤、感染性损伤。

(2)静脉血流瘀滞：既往 VTE 病史、术中应用止血带、瘫痪、制动等。

(3)高凝状态：高龄、肥胖、全身麻醉、中心静脉插管、红细胞增多症、骨髓增生异常综合征、人工血管等。

因此凡涉及以上因素的临床情况均可增加静脉血栓形成的风险,接受骨科大手术的患者均具有以上三方面危险因素,是 VTE 发生的极高危人群,当骨科大手术伴有其他危险因素时,发生 VTE 的风险更高。

4. 深静脉血栓形成有哪些症状?

深静脉血栓急性期表现为肢体突然肿胀、疼痛、血栓部位常有明显压痛,皮肤呈暗红色,温度升高,患肢广泛性浅静脉怒张,患肢明显比对侧肢体肿胀,可通过定点部位测双侧肢体同部位周径来判断是否有肿胀。慢性期具有下肢静脉回流障碍和后期静脉血液反流,浅静脉怒张和曲张,活动后肢体凹陷性肿胀、疼痛,出现营养障碍改变,皮肤色素沉着,淤血性皮炎,淤血性溃疡等。

深静脉和浅静脉都会发生血栓,为什么要特别关注深静脉血栓呢? 这是因为浅静脉血栓主要引发静脉周围炎或动脉痉挛,在临床上比较少见,而深静脉血栓主要发生在人体的主干静脉部分,可发生严重并发症,当血栓向上扩延至下腔静脉时,可发生肺动脉栓塞,危及生命。

5. 下肢深静脉血栓有什么危害?

下肢深静脉血栓分急性期、慢性期。急性期并发症包括肺动脉栓塞、股白肿,慢性期并发症有深静脉血栓后遗症,具体危害如下。

(1)血栓脱落导致肺栓塞:肺栓塞是指肺动脉或其分支被栓子阻塞所引起的一个病理过程。其诊断率低,误诊率和病死率高。大的栓子可导致患者在几分钟内死亡。肺栓塞典型症状为呼吸困难、胸痛、咳嗽咯血三大体征。

(2)下肢静脉曲张溶栓治疗出血:溶栓治疗中最主要的并发症是出血,特别应警惕胃肠道及颅内出血。

(3)血栓形成后综合征:是最常见、最重要的并发症,在血栓的机化过程中静脉瓣膜遭受破坏,导致继发性深静脉瓣膜功能不全,即静脉血栓形成后综合征。主要表现为下肢慢性水肿、静脉曲张、色素沉着、皮下组织纤维变化,形成瘀积性皮炎,重者形成局部溃疡,形成臁疮腿,严重影响患者生活质量。

6. 急性栓头型深静脉血栓患者为什么要严格制动?

指发病后 14 天以内的急性血栓,特别是病变位置在股静脉、髂静脉或下腔静脉,在初期彩色多普勒超声检查显示:在静脉血栓的近心端可见一条索状强或偏强回声的栓头,头部游离,可见漂动,体尾部与静脉管壁黏附。一旦血栓脱落,血栓经过下腔静脉到肺动脉可诱发肺动脉栓塞而导致患者发生呼吸困难甚至死亡,这是最严重的并发症。

7.什么是抗凝溶栓治疗? 抗凝溶栓治疗常用哪些药物?

所谓抗凝是指阻止、抑制凝血机制的起动与发展,防止血液异常凝固。而溶栓是指将已经构成固态的血栓(血块)溶解的过程,是对已形成血栓的事后治疗措施,而不是预防意义上的用药。简单地说,抗凝主要是用来防止血液过度的凝固。而溶栓与它正好相反,是用来溶解血栓的。

常用的抗凝药有肝素、低分子肝素、华法林、利伐沙班等,其主要药理作用是阻止纤维蛋白原转化成纤维蛋白,阻止血液黏滞性的升高。常用的溶栓药目前主要是尿激酶。

8.抗凝溶栓治疗有哪些并发症?

溶栓是为了疏通阻塞的血管,使血流通畅,保持足够的细胞供氧量。但是在溶栓治疗时也会出现很多并发症。常见并发症包括以下几点。

(1)出血:① 轻度出血,皮肤、黏膜、肉眼及显微镜下血尿或小量咯血、呕血等(穿刺或注射部位少量瘀斑不作为并发症);②重度出血:大量咯血或消化道大出血,腹膜后出血等引起失血性低血压或休克,需要输血者;③危及生命部位的出血:颅内、蛛网膜下隙、纵隔内或心包出血。

(2)再灌注性心律失常。

(3)一过性低血压及其他的变态反应。一般而言溶栓治疗越早出血转化风险越低,因此如果确诊为下肢深静脉血栓形成,应尽早使用抗凝溶栓药物治疗。我们要关注凝血四项的检测,观察患者有无牙龈出血、有无鼻出血、胸前及肢体皮下有无出血点,及时和医生沟通。早发现早处理。

9.抗凝溶栓治疗为什么要扎止血带?

如果DVT发生在小腿(深静脉如腘静脉、胫腓干静脉、腓静脉、胫前静脉、胫后静脉)时需要采用微量泵溶栓治疗。患者在抗凝溶栓治疗期间采用患肢足背浅静脉穿刺,膝上和踝上结扎止血带以阻断浅静脉,从足背浅静脉通过微量泵将尿激酶等溶栓药物泵入,使其由浅静脉通过交通支进入深静脉血栓部位,达到溶栓效果。要注意患肢扎止血带松紧程度,治疗中严密观测患肢末梢血液循环及感觉情况。

10.下肢深静脉血栓形成,什么情况下必须下滤器?

下肢深静脉血栓形成特别是急性栓头型深静脉血栓的患者,临床上要求严格制动,因为血栓一旦脱落会经过下腔静脉到达肺动脉可诱发肺动脉栓塞而导致患者发生呼吸困难甚至死亡。因此目前临床上预防肺栓塞多采

了解血栓
滤器网

用下腔静脉滤器置入术。

静脉滤器是一种金属丝制成的器械,通过特殊的输送装置放入下腔静脉,以拦截血流中较大血栓,避免随血流进入肺动脉,造成致死性肺栓塞。其适应证有以下几种。

(1)急性血栓形成,病变位置在股静脉、髂静脉或下腔静脉。

(2)髂、股静脉或下腔静脉内有漂浮血栓;具有发生肺栓塞的高危因素又急需做盆腔、腹部或下肢手术时。

(3)有抗凝治疗禁忌证的,或在充分抗凝治疗的情况下仍发生肺栓塞者,须置入下腔静脉滤器。但是安置滤器可发生穿刺部位血肿、滤器脱落、移位、下腔静脉再次闭塞等并发症,且费用较高,故临床上要严格掌握其适应证。

11. 抗凝溶栓治疗期间应做好哪些护理?

对于下肢深静脉血栓形成的患者在抗凝溶栓期间注意的事项及护理要点如下。

(1)使用抗凝溶栓药物前了解有无出血性疾病,测凝血功能。

(2)警惕胃肠道及颅内出血,观察穿刺点、皮肤黏膜、牙龈、鼻腔等部位有无出血点,有无腹痛、黑便、血尿等情况。

(3)不要用硬尖物剔牙、挖鼻孔和耳道,勿用力咳嗽以免引起咯血;选用软毛牙刷刷牙,动作轻柔,以免引起不必要的创伤。

(4)饮食上吃软食,以免损伤消化道。多吃祛瘀健脾,低盐、低脂、低糖、低胆固醇饮食,多吃新鲜蔬菜、瓜果及黑木耳等降低血液黏稠度的食物,适量增加蛋白质,可食用瘦肉、鱼类,特别是海鱼。

(5)饮水量每日在3 000毫升以上以达到稀释血液的作用。

骨科深静脉
血栓形成
(DVT)预防

12. 骨折后怎样预防下肢深静脉血栓形成?

骨折后特别是下肢骨折患者,卧床时间长,为了预防下肢深静脉血栓形成,我们要做好如下健康教育。

(1)指导患者多做深呼吸,有效咳嗽。

(2)抬高双下肢20～30度。

(3)每2小时翻身,主动活动双下肢。

(4)尽量避免穿刺下肢静脉及深静脉。

(5)指导进食纤维素含量高的食物等。

(6)遵医嘱使用下肢静脉泵或足底泵、分级弹力袜、抗血栓袜。

(7)药物预防,如低分子肝素钙等。

(8)观察患肢大小腿周径、肢体肿胀程度及颜色改变。

(9)改善生活方式:戒烟戒酒、控制血糖血脂。

七、骨科常用助行器具的使用

(一)助行器的相关知识

1. 什么是助行器?

助行器是指帮助不能靠自身力量支撑体重、保持平衡、锻炼肌力来行走的患者的器具。如我们日常生活中看到的拐杖、轮椅等。

2. 目前助行器有哪几种类型?

按操作力源将助行器分为以下几种:

(1)动力助行器:依靠人体外部动力资源操作的助行器,作为完全性截瘫伴患肢肌肉对电刺激无反应的高位截瘫患者的助行用具,须有他人陪伴、协助。

(2)功能性电刺激助行器:作为偏瘫下肢和截瘫患者的助行用具,需要他人协助,注意调节刺激能量的大小。

(3)无动力助行器:可作为下肢肌力衰弱者、残存部分肌力和行走能力的轻度瘫痪患者的辅助站立、行走工具。

3. 什么是无动力助行器? 无动力助行器有什么样的作用?

无动力助行器即无人体外部力源,使用者利用自身体能操作的助行器。从整体结构、支撑部位、使用功能上综合了助行架和拐杖中各种产品的结构特点,将其分成以下4种。

(1)固定式助行器:结构尺寸不能改变。

(2)可调式助行器:结构尺寸可调节,但不能折叠。

(3)折叠式助行器:整体结构可折叠。

(4)折叠可调式助行器:整体结构可折叠,尺寸可调节。

作用:无动力助行器作为一种辅助行走的工具,主要用于保持身体平衡,辅助人站立和行走,适用于老年人和各种疾病造成的下肢行走不利,对于下肢功能康复锻炼起到一定的作用。

4. 骨伤患者如何选择合适的助行器?

(1)骨科创伤后期康复的患者,应选择无动力可调式助行器。在材质上,应结实、耐用,重量适中,整体结构要稳定,高度可调节。

(2)择期手术患者,术前应选择合适型号的助行器,并练习使用。

(3)助行器的扶手要舒适,左右高低一致,保持平衡,拧紧旋钮。

5. 如何正确使用助行器?

下床站立时双手扶手柄调至合适高度,先向前推移助行器约30厘米,迈出患肢至助行器中间位置,然后再移动健侧至助行器中间位置,往复交替;有家属或医务人员陪伴;活动量由小到大,循序渐进。

6. 助行器使用过程中有哪些注意事项?

(1)检查轮子地脚有无螺丝松动、轮子内有无头发杂物等。

(2)应选择宽敞、地面平坦、干燥的地方活动。

(3)尽量穿舒适的平底布鞋,鞋码合适。

(4)首次使用要先适应性站立,能够保持身体平衡后,再逐渐练习行走。

(5)行走时注意力集中,目视前方,保持良好的姿势,不要操之过急。

(6)行走时须他人陪同,防止跌倒。

(二)拐杖的正确使用

1. 拐杖有哪些类型? 适用于哪类患者?

拐杖有手杖、臂杖和腋杖3种基本类型。手杖和臂杖有单脚、多脚之分;腋杖有固定式和长度可调式2种。

(1)手杖适合于年老体弱或一侧下肢骨折但平衡能力较佳者,若用一根手杖,应以与弱肢相对的健侧手来持杖。对那些平衡能力较差的患者,如脑瘫、吉兰-巴雷综合征、平衡失调症等,应选用多脚杖。

(2)臂杖适合于不能以手部或手腕承受体重的患者,如类风湿关节炎、手腕部骨折、下肢骨折等。

(3)腋杖适合于一侧下肢完全不能负重或仅能部分负重的患者,如截瘫、一侧下肢截肢、一侧下肢骨折或急性扭伤等。

2. 如何调节拐杖合适的长度?

(1)手杖:以患者穿鞋或下肢矫形器自然站立,地面到股骨大转子的高度即为手杖的长度;或自然站立,屈肘 30~40 度,腕背伸约 25 度,小趾前外侧 15 厘米处到手掌面的距离即为手杖的长度。

(2)臂杖:臂杖是以前臂和手共同承重,在其上端有臂托,中部有杖柄,杖柄与臂托之间的一段向后倾斜以使臂托承受一部分体重,杖柄与臂托之间的距离应小于患者前臂的长度,即应小于掌心到肘关节的长度。

(3)腋杖:以自然站立,身长减去 41 厘米即为腋杖的长度,股骨大转子的位置即为把手的位置;或以自然站立,小趾前外侧 15 厘米处到腋窝的距离即为腋杖长度。屈肘 30 度,腕背伸时掌面即为把手部位。

3. 使用拐杖助行前需要注意什么?

拐杖是一种腿脚受伤时帮助行走的工具。在进行挂拐活动前必须注意以下几点。

(1)调节拐杖最简单的方法是:用身长减去 41 厘米即为腋杖的长度。

(2)调节拐杖到合适长度,一般拐杖顶部距离腋窝 2~3 指宽(5 厘米),不是把拐杖直接顶到腋窝;拐杖的手柄位置需要调节到双臂自然下垂时手腕水平。当你使用拐杖支撑时,肘关节可以适当弯曲。

(3)双手挂拐站直身体,使拐杖距离脚边 12~20 厘米。

4. 怎样在日常生活中正确使用拐杖?

扶拐行走时的注意事项:

拐杖的使用

(1)持拐站立时,双脚与双拐头呈等腰三角形,将双拐支撑在双脚两侧,保持身体平稳。

(2)2 个拐杖顶部尽量贴在双侧肋骨上,不要用腋窝直接顶在拐杖上,伸直肘部,用双手支撑体重;双拐同时向前移动;然后向前移动患腿于双拐之间同一平面,足尖不可超过双拐头端连线。

(3)双拐支撑身体重量,迈出健肢,不断地重复,就可以向前行走了(双拐→患肢→健肢)

切记:双手握住拐杖手柄来支撑体重,不是用腋窝顶在拐杖上。因腋窝有重要的血管神经丛通过,以免受压损伤。

坐下时的注意事项:

(1)身体向后慢慢退,直到正常侧的腿碰到椅子或者床的边缘。

(2)保持体重在正常腿上,将双拐并拢合在一起。

(3)用患腿一侧的手握住拐杖手柄,健侧的手放到椅子或床缘上,然后弯曲健侧膝盖,慢慢坐下。

(4)坐下过程慢慢来。始终保持双拐放在椅子旁边。

切记:除非医生允许患腿部分负重,否则下坐过程仍需保持患腿离开地面不受力。

起身站立时的注意事项：

(1)在准备站立前,先确定椅子或床是否稳定牢固。

(2)正常腿支撑在地面上,身体向前移动到椅子或床的边缘。

(3)再将双拐并拢合在一起,用患腿一侧的手握住拐杖手柄,健侧的手扶住椅子扶手或床缘。

(4)两只手一起支撑用力,用你的正常腿发力站起,保持站稳。

切记:在你开始行走之前,请先确保已经站稳,然后再将拐杖分置身体两侧。

上楼梯时的注意事项：

(1)准备上楼时,移动身体靠近最底层的一格楼梯。

(2)合并双拐一只手持握,另一只手扶住楼梯扶手,身体尽量靠近扶手。

(3)两只手同时支撑,将正常腿向前跨上一级楼梯。

(4)体重保持支撑在正常腿上。

(5)再移动双拐和患腿上到同一级楼梯。

(6)不断重复,上楼,一个一个台阶上,不要太急。

下楼梯时的注意事项：

(1)移动身体靠近待下楼梯的边缘。

(2)合并双拐一只手持握,另一只手扶住楼梯扶手,身体尽量靠近扶手。

(3)一只手扶住扶手沿向下,另一只手握住双拐移至下一格楼梯上,同时移动患腿向下。

(4)双手支撑稳定后,再移动正常腿下一格楼梯。

(5)不断重复,下楼,一个一个台阶下,不要太急。

5. 使用单拐应该放在健侧还是患侧?

单拐适用于单侧肢体可以部分负重的情况,那么拐应该放在哪一侧呢?正确的做法是使用单拐应该放在健侧。为什么放在健侧呢?

(1)放在健侧,可以类似于正常行走,减少横向摆动。练习行走,主要的目的是纵向前进,那么就应该尽量减少横向移位,如果拐杖放在患侧,横向移位明显大于正常人。

(2)当双下肢等长,患侧肢体可以提供一定支撑。所以可以将拐杖放到健侧,使整个身体重心移向健侧,减轻患侧负重,让患侧保持行走功能但又不会过度劳累,以此促进康复。

(3)使用时:患者抬头挺胸,拐杖置于健侧,双眼平视前方,健肢支撑身体,同时移动拐杖并向前外侧迈出,患肢抬高后迈出半步,足尖不超过拐杖头,以单拐支撑身体重量,迈出健肢,健肢应处于与患肢平行的位置。顺序:

拐杖→患肢→健肢。

6.使用拐杖时有哪些安全提示?

(1)确保不要将腋窝靠压在拐杖顶部。如发现腋窝受压,需要缩短拐杖的长度,调至合适为止。

(2)确保拐杖有橡皮脚垫、厚垫肩托及手柄,保证这些部件牢固,没有松动,没有严重破损,如有异常,及时更换。

(3)在行走中手容易发生疼痛或者疲劳,可以在拐杖手柄上加厚衬垫。

(4)避免在湿滑的地面行走。并尽量放慢脚步。

(5)平铺在地板上的地毯或者垫子容易滑倒,尽量移开,不要在其上面活动。

(6)拄拐活动时,请穿有保护支持的鞋,如布鞋、旅游鞋等,不要穿拖鞋。

(7)建议使用腰包存放随身钱物,方便拿取。

(8)使用拐杖长时间行走,拐杖柄可能会擦伤接触处皮肤,可以使用润肤水或者爽身粉以提高舒适度。

(三)轮椅的安全使用

1.轮椅的分类和适应人群有哪些?

轮椅,不仅是老年人、残疾人等人群日常生活的代步工具,更是他们进行康复运动的重要工具。尤其对于瘫痪及年老体弱行动不便者,轮椅更是可以帮助他们改善生活、提高自理能力,使他们重获生活的希望。

轮椅分为手动式普通轮椅、高靠背轮椅和电动轮椅等。

(1)手动式普通轮椅:大致上就是个椅子的形状,4个轮子,后轮较大,加个手推轮,刹车也在后轮,前轮较小,用来转向,轮椅后面有防倾轮。可以折叠收起,适用于偏瘫、下肢无力、行动不便的残疾人、年老体弱者等短时间使用。

(2)高靠背或可躺式轮椅:躺式轮椅的靠背高至乘坐者头部,有可拆卸式扶手与旋扣式脚踏板,踏板可升降、做90度旋转,背部支架可调整至水平位置。靠背可分段式调整角度或无分段任意调整至水平位(相当于一张床),使用者可在轮椅上休息,还可拆卸头枕。主要用于高位截瘫者和体弱多病者。

(3)电动轮椅:就是加上电动马达的轮椅,依操纵方式,有用摇杆的,也有用头部或吹吸系统等各式开关控制的,主要适用于高位截瘫者或只具备单手控制能力的偏瘫患者。

2. 如何选择合适的轮椅?

根据残疾的性质和程度选择合适的轮椅:上肢功能正常,下肢功能损伤严重者可选用普通轮椅;双上肢均无力但有能力操纵按钮者或高位截瘫者可选用电动轮椅。

选择合适尺寸的轮椅:乘坐轮椅者承受体重的主要部分为臀部坐骨结节周围、大腿及腘窝部、肩部区域,选择轮椅时要注意这些部位的尺寸是否合适,避免皮肤磨损、擦伤及形成压疮。

(1)座位宽度。测量坐下时两臀之间最大距离,再加 5 厘米为宜。如果座位太窄上下轮椅困难,局部组织易受压迫;座位太宽不易坐稳,进出大门也有困难。

(2)座位深度。测量坐下时后臀部至小腿腓肠肌之间的水平距离,将测量结果减 5~7.5 厘米。座位太浅体重落点太集中,局部易受压过多,座位太深会压迫腘窝部,影响血液循环,并容易刺激皮肤。对大腿特短或髋膝屈曲挛缩的患者,以使用浅座位较好。

(3)座位高度。测量坐下时足跟至腘窝的高度距离,再加 5 厘米为宜。在放置踏脚板时,板面离地至少 5 厘米。为了舒适和防止压疮,座位上可放坐垫,可用泡沫橡胶(5~10 厘米厚)或凝胶垫子。为防止座位下陷可在坐垫下放一张 6 厘米厚的胶合板。

(4)背高。现代轮椅背高要求尽可能低,但个别患者因伤残程度关系,仍需高靠背。低靠背:测量坐面至腋窝距离(一臂或两臂向前平伸),将此结果减 10 厘米。高靠背:则为由坐面至肩部或后枕部的实际高度。

(5)扶手高度。坐下时,上臂垂直,前臂平放于扶手上,测量椅面至前臂下缘的高度,加 2.5 厘米为宜。适当的臂位高度有助于保持正确的身体姿势和平衡,并可使上肢放置在舒适的位置上。

3. 轮椅有哪些重要部件?

(1)轮椅的组成:轮椅架、靠背、车轮、刹车装置、脚踏板五部分。

(2)轮椅的打开和关闭:①打开轮椅,打开轮椅垫两侧,垂直往下压,使轮椅完全打开,然后将左右脚踏板放下至使用位置;②关闭轮椅,先将脚踏板翻起至垂直位置,然后用手将轮椅坐垫由中间垂直向上竖起,使轮椅完全折叠至静止状态。

(3)手推轮椅的方法:①四轮着地法,方向轮和大轮同时着地;②两轮着地法,抬起前面方向轮。

4. 单人怎样正确使用轮椅?

（1）在平地上推动轮椅时,臀部坐稳,身体保持平衡,头仰起向前,双臂向后,肘关节稍屈,手抓住手动圈后部,双臂向前用力转动手动圈;同时伸肘,身体微向前倾,多次重复。

（2）轮椅在平地上倒退:双臂在轮把之间由前向后用力,绕过椅背,伸肘至双手落在手动圈上,倾身向前;同时压低双肩,使手臂有足够的力量将车轮向后推动。

转换轮椅的方向:以转向左侧为例,将左手置于手动圈前侧,将右手置于手动圈后侧,左手将手动圈向后转动;同时,右手将车轮转向前方。

5. 怎样在轮椅和床之间转移患者?

（1）从床上向轮椅转移:以偏瘫患者为例。床铺高度要和轮椅座接近,轮椅带有制动装置和可拆卸式搁板,轮椅放在患者健侧并与床呈一定角度,以30～45度为宜;患者坐在床边,首先锁住制动器,身体稍向前倾斜,同时用健侧肢体的脚和手,扶住近侧扶手,向下撑将身体移向床边,扶住床边,假如平衡不稳,则用手抓住较远侧轮椅扶手的中部,然后移动双足,呈准备坐下的体位,当坐上轮椅后,调整到舒服的坐位并打开健侧脚踏板,再打开患侧脚踏板,并用健侧辅助患侧,将双足放在脚踏板上。

（2）从轮椅到床的转移:将轮椅朝向床头的位置,制动双轮,健侧手将患侧脚提起放置健侧脚踏板上,然后收起脚踏板,将身体向前倾,移向轮椅的前沿,再将双足放置于地面,健侧后于患侧,抓住轮椅扶手或床扶手,患者身体向前移,用健足支撑身体呈站立位;站立时,将手放在床扶手上,并移动双足,使自己呈准备坐在床上的体位,坐到床边后躺下。

6. 如何辅助患者上下台阶楼梯?

（1）上下楼梯:①一人式是"两轮着地法"向后托,逐级而上;下楼梯反之。②二人式同一人式,另一人置于轮椅前方协助。③四人式同一人式,轮椅前后方各2人协助,协调一致。

（2）上台阶:手柄向后下方拉,脚踩后倾杆,方向轮上台阶,把手向前上方提,顺向将大轮滚向台阶。

7. 如何正确使用轮椅?

（1）使用前,全面检查轮椅各部件的性能,以确保安全及使用顺利。

（2）使用中,患者从轮椅上站立或移位时,必须先将闸制动,防止滑脱摔倒。高位截瘫者要有专人保护。

使用轮椅的
健教视频

（3）乘坐轮椅姿势要正确,身体置于椅座中部,抬头背向后靠,身体不能保持平衡者,要系安全带。

(4)长时间坐轮椅者要注意预防压疮,保持坐面清洁干燥,平整柔软,舒适安全。定时进行臀部的减压,每30～60分钟抬臀1次,每次3～5秒。

(5)长期使用轮椅者,应佩戴无指手套,以减少轮椅对手掌的摩擦。

参考文献

[1]张淑卿,郭艳幸.平乐正骨骨伤常见疾病健康教育[M].北京:中国中医药出版社,2018.

[2]郭艳幸,鲍铁周.平乐正骨筋伤学[M].北京:中国中医药出版社,2018.

[3]郭树章.从骨至筋 骨科医生对你说[M].北京:人民卫生出版社,2019.

[4]杜天信,高书图,程春生.平乐正骨常见病诊疗规范[M].北京:中国中医药出版社,2018.

[5]张作君.肩部损伤诊疗学[M].北京:中国中医药出版社,2009.

[6]高小雁,秦柳花,高远.骨科护士应知应会[M].北京:北京大学医学出版社,2018.

[7]高小雁,冯乐玲,谭晓菊.骨科支具护理规范化操作[M].北京:北京大学医学出版社,2019.

[8]刘庆思,庄洪,黄宏兴.骨质疏松症中西医结合治疗[M].北京:人民卫生出版社,2006.

[9]毛宾尧,庞清江.肘关节外科学[M].2版.北京:人民卫生出版社,2012.